合気と愛魂
（アイキとアイキ）

合気《アイキ》と愛魂《アイキ》

保江邦夫
宮地尚彦

はじめに

自己批判？　前書きに代えて

自分でも驚いているが、今では死語となったこんな懐かしい（？）言葉を用いることになろうとは！「自己批判」、その昔に全国の大学に学生運動の嵐が吹き荒れたとき、リーダー格の連中が自分のことは棚に上げて他の学生や教官に向かって連発していたのが「自己批判しろ！」という台詞だった。僕・保江邦夫の二大ライフワークだった「理論物理学の第一原理としての素領域理論研究」と「合気探究」を統合する形で「次元流合気術」の体系を完成させた直後、それを一子相伝の「お留め技」として僕が創始していた「冠光寺眞法・冠光寺流柔術」の門人には伝授せず、僕が世に見出した「ノブリス・オブリージュ」と呼べる人物にのみ託すことにしたのが2024年の春。

ところが、その「次元流合気術」の概要を一般向けに広く紹介する目的で世に出した著書『完全解明合気の起源』やDVDビデオ『異才の物理学者　保江邦夫が説く最新の「合気術」』（共にBABジャパン）が引き金になったのか、門人達の間に蓄積していた不満が爆発寸前になっているといううわさ話が耳に入るようになった。それは、次のようなものだった。

毎回の稽古で僕がそのたびに違う内容を教えるのでとても理解できない。毎回見よう見まねでやってみると道場では何とかできても、自分の家や部屋に戻ってからやってみるとまったくできない。自分一人でも毎日少しずつ体を動かしてできる技があれば、もっと進歩できるはず。自分達にはこれまで教えてもらえなかった秘伝の技法を他流の道場を主催する武道家や格闘家には喜んで教えているし、それを誰もが見ることができるネット映像として公開することまで許している。これでは門人に教えずにその他大勢に重要なことを知らしめていることになり、筋がとおらない・・・。

とまあ、そんな不満が見え隠れしているのだが、武道修行については昔気質の僕はいっこうにお構いなしの雰囲気で、道場ではいつもどおりの稽古をつけていた。

「そもそもこの僕が創始したのが『冠光寺眞法・冠光寺流柔術』という武道流派であり、僕が主催する道場なのだから、僕の好きなようにやってどこが悪い！」

そんな本音をチラつかせてもいたのだが、カルチャーセンターのサークル活動の延長としてしか考えていない門人の中には自分達の意見が反映されない非民主的運営をしている独裁者だと見られているのかもしれない。

このままではマズい（！）と感じたのか、東京本部道場では古参の門弟となる宮地尚彦君が僕に幾つか進言してくれた。最初の提案は、門人のための教本のようなものを作ってみてはどうかというもの。そんな暇はないと応えると、それなら自分が手伝うのでということで、特にこれから入門してくる人達向けの教本的な冊子を短期間で用意してくれた。なるほど、これまで僕が道場でやってみせた内容を客観的に捉えるとこうなるのか（！）と思った僕は、宮地君からもっと詳しい話を引き出そうと考え、３回ほど対談を試みることにした。その中で僕に更なる進言や質問を展開してくるのを受け止めていくうちに、道場に通ってくる門人達と主催の僕自身の間の乖離にはかなり大きなものがあることに気づく。

「何か手を打つなら今のうちに！」

という宮地君の言葉に背中を押される形で、この度入門者の必携となる初心者向け稽古手引書

『合気と愛魂（アイキとアイキ）‥弟子が解説する冠光寺流愛魂の実践‥』を世に問うこととなった。

願わくば、本書を手にすることで門人各位の前に「合気修得への道」が拓かれ、多くの皆さんがその茨の道を難なく突き進まれますように！

2025年正月　白金の寓居において

保江邦夫

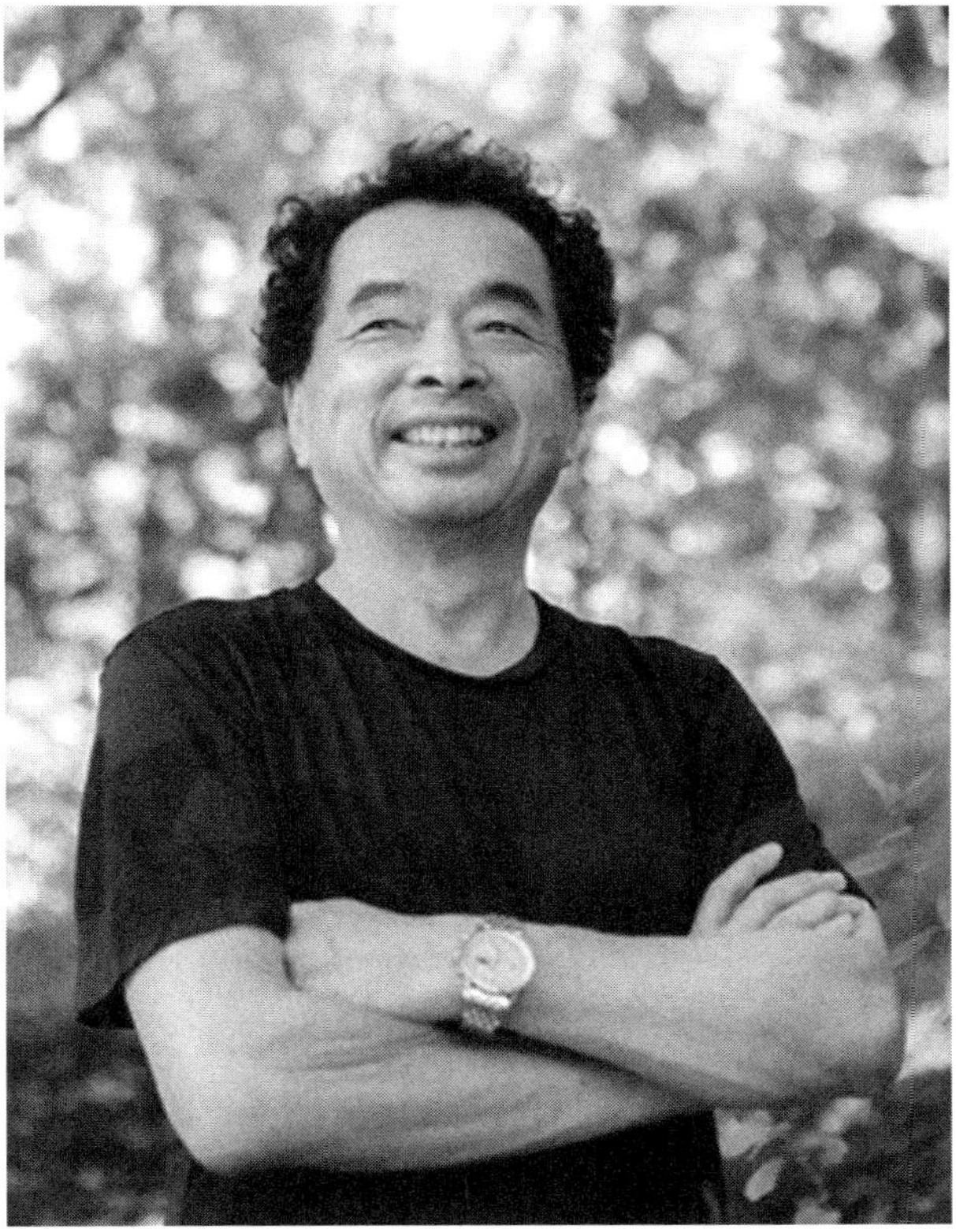

もくじ

第一部

合気修得への道

○ 合気は霊術か⁉

宮地尚彦君との対談初頭で話題となったのは、2008年に『合気開眼――ある隠遁者の教え――』（海鳴社）を出した直後から、それまでカトリック系女子大学の合気道部に入っている女子大生達だけと稽古していたところに、全国から道場破り（？）まがいの気持ちで僕が本当に「合気」と呼ばれる武術奥義を身につけているか否かを暴き（？）にやってきた大勢の男性が門を叩いていた頃のことだった。

続いて翌2009年に出版した『唯心論武道の誕生――野山道場異聞――』（海鳴社）で特筆しておいた「オーラを見る」ことができる女子大新入生の特殊能力のおかげで、それまではできたりできなかったりしていた「合気」の技をより確実に体現することができるようになったという話題に華が咲いた。それは以下のようなものだった。

実はその10年ほど前に、不思議な天からの御導きを得て二度お会いすることができたスペイン人修道士がいた。当時は広島県の山里で隠遁生活を続けていたマリア・ヨパルト・エスタニスラウ神父様だ。スペインのモンセラート修道院では「隠遁者様」と呼ばれ、多くのカトリック信者にとってはイエス・キリストの再来の如き深い信仰のシンボルとなっていたと聞く。

そのエスタニスラウ神父様にある日キリストからの啓示が降り、

「ハポンに行き、光の十字架を立てよ」

と命じられた。修道院長にハポンとはどこのことかと聞き、それが先達フランシスコ・ザビエルが初めて布教した極東の島国だと知る。そこから始まる隠遁者様と僕の間の運命的かつ不可思議千万な実際の物語は拙著『合気開眼』に詳しいので、是非とも目をとおしておいていただきたい。

ともかく、その隠遁者様がスペインのモンセラート修道院で唯お一人受け継いでいた「キリスト活人術」を何故かこの僕に伝えて下さったのだ。その結果として、幾ら合気道や大東流合気武術を修行してもまったく体現することができなかった「合気」の技が、その頃には時々無意識で発現するようになっていた……。ただ、それが

「汝の敵を愛せよ」

というキリストの教えに起因するものであることは何度か体現していくうちにわかってきていたため、合気道部の女子大生達には

「愛だ、愛だ、愛せばいいんだ!」

と叫びながら稽古していたわけで、周囲から見たら変態教授のセクハラ指導だと誤解されていたかもしれない。何せ、授業に遅れてやってきた可愛い女子大生が明らかに街にある合気道の道場で使う木剣と杖を袋に入れて肩にかけているのに気づいた僕は、教室の中でその子を相手に腕相撲を所望したこともあるのだから。

まずは普通に腕力で腕相撲を取り、負けこそしなかったが勝てもしなかった情けない男性だということで、見ていた他の女子大生達からは笑い飛ばされる。次に再度の勝負を申し込むが、今度は腕力は用いないで相手の女子大生を真剣に愛するのだ。そうすると、どういうわけか相手はいとも簡単に負けてしまう。しかも、何が何だかサッパリわからないといった雰囲気で、「アレッ??」と可愛く笑ってくれる。これではもう病みつきになってしまうわけで、その後も授業で可愛い女子大生を見つけては腕相撲にかこつけてひたすら「愛する」練習に励んだわけ。

こんな恵まれた境遇が続いた結果なのだ、この僕が

「いつでも、どこでも、誰でも愛せる」

という特異体質になってしまったのは。もちろん、自分自身が

「可愛い女子大生を愛している」

という状態が、自分の中ではどのような感覚となっているのかなどはまったくわからないまま、最初の頃は単に若くて綺麗な女性に少しでも接近したいという願望のようなものを心に浮かべるだけだった。そんな世俗的な「愛する」という感覚のままでキリストの教え

「汝の敵を愛せよ」

を実践できているとしか思えなかった頃のことだ、急に北は北海道南は沖縄から多くの男性が稽古に

参加してくれるようになったのは。

僕自身が可愛い女子大生を「愛する」ことにやっと慣れてきた時期だったため、厳つい男を「愛する」ことにはやはり少なからず抵抗があったようだ。「愛しやすい」相手であれば、それこそ女子大生と同じようにうまく「合気」を発現させることができるのだが、憎たらしい顔の男などが相手の場合にはどうしても本心から「愛する」のが難しく、「合気」につながることが少なかったのも事実。

ちょうどそんな時期だったのだ、女子大の新入生が同級生と一緒に合気道部に入ってきたのは。このときの衝撃的なできごとは今でも鮮明に思い出すことができるし、「合気修得への道」を歩み始める初心者にとっても重要な指針を与えてくれると信じられるため、以下では少し詳しくそのときの様子を語っておく。

その新入生も交えて10人ほどの女子大生が一列に並んで稽古が始まり、まず全員がそのまま見守る前で僕がまだ数人しかいなかった男性門人を相手に投げ技をやってみせていたときのこと。新入生が突然

「キャーッ、怖い！」

と大きな声を出して隣に座っていた同級生に抱きついていったのだ。他の女子大生達もビックリしていたが、いちばん驚いていたのはこの僕だった。「延髄切り」とか「山嵐」といった危険な技を見せていたわけではなく、単に前方に立って構えている相手に「合気」をかけてから接近していって、まさに相手の腕と首に手をかけようとした瞬間に新入生の叫び声が聞こえたのだから。

当然ながら、そこで技の演示を中断した僕はすぐに新入生の近くに行って、いったい何がそんなに怖がらせてしまったのかを問いかけてみた。だが、新入生はまだ怯えた表情のままとても話せる雰囲気ではなかった。すると、困惑した僕に向かって、隣にいた同級生が申し訳なさそうに説明してくれる。

「この子は特異体質で、普通の人には見えないオーラや霊魂などが見えてしまうのです。だから、何か私達に見えていなかったものが目に入って怯えているのではないでしょうか・・・・」

そんなトンでもない説明を聞いて互いに顔を見合わせていた他の女子大生達がざわつき始めた頃、少し落ち着きを取り戻した新入生が自ら弱々しく語ってくれた内容は、まさにこの僕の「合気探究」の人生のターニングポイントとなった。隠遁者様から受け継いでしまったキリスト活人術の教え

「汝の敵を愛せよ」

を実践することが、まさかこんな霊術まがいの効果を生み出すことにつながるという事実を知ってしまったのだから。

新入生を怯えさせた光景は次のようなものだった。相手の男性門人から数メートルほど離れた位置に立つ僕が、合気道部の女子大生達に向かって

「まず、相手を愛するんだ」

と説明した直後、その僕の身体の周囲で紫色に光っていたオーラが後頭部のあたりから上のほうに膨れていったかと思うと、まるで触手のように前方に向かって延びていった。そして、相手の男性門人の周囲に光っている白色のオーラの中に相手の後頭部のあたりから侵入していき、僕の紫色のオーラが相手の白色のオーラをおどろおどろしい様相で紫色に染めていったという。その後、僕が女子大生達

に向かって

「相手を愛し続けた状態のまま相手に近づいていき、相手の体に触れて合気道の技をかけるんだ」

という説明を語りながら、僕に向かって攻撃してくる相手の体に僕の手が触れた瞬間、相手は「合気」によって簡単に倒れてしまうはずだった。まさにその瞬間に新入生が叫び声を上げてしまったのだが、そのとき新入生の目に映っていたのは他の人のオーラが見える特異体質だった彼女にしても初めて見るおどろおどろしい異様な状況だったのだ。それは、相手の身体の周囲に拡がっていた白いオーラの中に紫色の僕のオーラが触手をズブズブと入れ込んでいくにしたがって相手のオーラが紫色に変色してしまうという、人のオーラが他の人のオーラを浸食してしまうというもの。

そんなぶっ飛んだ内容を語ってくれた新入生の怯えきった表情を見ていた僕は、まるで神の啓示を受けたかのようにすべてを理解することができた。そう、隠遁者様に授けていただいた「キリスト活人術」の奥義である

「汝の敵を愛せよ」

を真に実践するならば、こちらのオーラが相手のオーラを完全に浸食してしまい、日本武道の秘奥に位置する「合気」を体現させることで屈強な相手を自在に制して倒すことができるということを。しかも、倒された相手はこちらを恨んだり敵意を増長させるどころか、逆に心の底からの笑顔になって笑いながら矛を収めてしまう。

これこそが「キリスト活人術」としての「合気」の真髄であり、世に平和と安寧をもたらす「ノブリス・オブリージュ」のための「和合」を目的とする真の武術といえるのだ。単なる武術とか霊術などと考えるなかれ!

このときのオーラが見える女子大新入生との出会いがなければ、僕の「合気探究」の旅はまだまだ終わりを迎えてはいなかったに違いない。その意味でも大東流合気武術の直伝稽古をつけてくださった佐川幸義宗範と「キリスト活人術」の奥義を授けてくださった隠遁者様、マリア・ヨパルト・エスタニスラウ神父様に次いで、この僕に「合気修得への道」を歩ませてくれた大恩人がこの女子大生だったのだ。

そして宮地君との対談の中で初めて聞いたのだが、彼にも不可思議な出会いによる教えがあって「合気」の体現が進んだとのことだった。それは、彼がベトナムで道場を展開している日本人空手家に誘われ、空手の指導者として日本を離れたときのことだ。それまで日本国内に持っていた整骨院を手放し、現地に骨を埋めるつもりで渡航したにもかかわらず、ちょうど新型コロナウイルス・パンデミックがベトナムにも及び空手道場にも人が集まれなくなってしまった。

これでは空手指導の仕事もなくなってしまうわけで、しかたなく自分の家の前の広場で空手の鍛錬稽古を一人でやっていた。宮地君にはこれが幸いして、日に日に身体の土台や軸がしっかりとしていき、3ヶ月もすれば上体と下体がつながって「合気」とおぼしき技もできるようになってしまった。

彼の頭の中では、実はある期待が高まっていたそうだ。それは、日本を離れてベトナムに渡る直前に東京本部道場で「白髭さん」と呼ばれることのある仙人の風貌を持つ古い門人に

「宮地さん、ベトナムに行くとね、あなたを導く人に巡り会うよ。それは女性だよ」

と指摘されていたことだ。その門人は気功などを長年続けてきた年輩の男性で、どうやら気の流れなどを目で見る能力なども得ていて、時々神秘的な話もしていたのは事実。その男性がそんなことを告げていたのだから、年下の宮地君としては、その昔に僕が女子大の新入生にオーラの動きについ

て教えてもらえたように、ひょっとして自分もベトナムで若い美人に「合気修得への道」に導かれるのではないかと、大いに期待していたわけだ。

そして、そんな宮地君が毎日家の前の広場で鍛錬のための単独稽古を続けていたある日のこと、ついにその瞬間が訪れる。そう、17才くらいの現地人がずっと単独稽古を眺めていたのだったが、完全に稽古を終えたタイミングを待って話しかけてきたという。そのとき、「祈りのポーズ」のような動きを教えてくれたので、その後は毎日の単独稽古の中に必ずその動きも入れて鍛錬を続けた。すると、2週間ほどしてから、突然仙骨から後頭部に向かって背中を黄金の光が上っていったそうだ。

それは20センチから30センチメートルの太さの筒状に光り輝いている感じで、その後1週間ほどで消えたというか、宮地君自身が慣れたために感じなくなってしまったという。もちろん、それがいったい何なのかはまったくわからずじまいだったのだが、その後も一向に終息の兆しを見せない新型コロナウイルス・パンデミックに追い出されるようにベトナムに踏ん切りをつけ、結局1年足らずで日本に戻ってきた。

再び東京本部道場に顔を出してくれるようになったとき、周囲からは「助さん、角さん」と呼ばれるように気の合う古い門人の山口智章君にその話をしてみた。山口君は今では気功治療もこなすほどの達者になっていたし、昔から人間の身体に関する神秘的な話題に詳しかったので、即答してくれたという。それによると、宮地君がベトナムで体験した黄金の光の上昇こそはヨガの行者などに訪れる「クンダリーニの上昇」に他ならないとのこと。

山口君がさらに続けて

「頭はおかしくならなかったか？」

と聞いてきたことで、宮地君はベトナムでのその体験の後にあった試行錯誤の件を思い出した。確かに、頭の中の視床下部とか松果体といった脳の高位の働きを司る部位にその光のエネルギーが溜まって抜けなくなり、今にも頭が爆発しそうになってしまったことを！ このままではマズいと思った宮地君は何とかうまく抜く方法を試行錯誤した結果、ようやく1週間ほどして見つけることができたそうだ。

それを聞いた山口君は

「よかったね、あれが抜けなくて精神破壊する人もいるらしいよ」

とサラリといってのける!!

こうして白髭仙人の予言どおりベトナムで若い現地人に導いてもらえたことになったのだが、予言が完全に的中したわけではなかった。「それは女性だよ」という部分については残念ながら外れていたのだ。おまけに「祈りのポーズ」を教えてくれたときには17才くらいでしかもダウン症を煩っていると思えた現地の男性は、その後も時々宮地君の単独稽古の場にやってくることがあったのだが、そのときは17才の若者ではなく、40才代の中年男性だと思えたそうだ。

日本でいう「仙人」のような人物が「仙界」から降りてきたかのような印象を与えるためには充分な現象だったため、宮地君にとってその「祈りのポーズ」の動きを取り入れた単独動作による稽古は確かに「合気修得への道」に導いてくれたと確信できるものとなった。

○実践と実戦

僕・保江邦夫が主宰となっている「冠光寺眞法・冠光寺流柔術」の東京本部道場だけでなく各地の道場に通ってくれている初心者の皆さんが聞いたら気持ちが萎えるかもしれないが、大東流合気武術の佐川幸義宗範が我々門人によく語ってくださっていたことに

「幾ら道場稽古をしたってだめだよ。道場の外での日常生活の中で学ばなければだめだ。実戦の場面で合気の技を実践してこそ磨きがかかるんだ」

というものがあった。

とはいえ、他の人から見ると軟弱な優男で覇気もない女が腐ったように映るためか、僕がいわゆる実戦的な喧嘩とか暴力排除行動に走るはずはないと思われているようだ。もちろん、僕自身の唯一の取り柄が他の誰よりも「優しい」ことだとは重々承知してはいる。そもそも、大東流合気武術宗範の佐川幸義先生に初めてお目にかかったとき、

「君のように優しい男はうちに来てもそれ以上強くはなれないよ。それでもよかったら通ってきなさい」と見抜かれてしまった場面は今でもありありと思い起こすことができる。

確かにそうなのだが、その「優しさ」故にこれまで何回か実戦的な闘いをほとんど無意識にやってしまったことがある。そして、その場面を振り返る度に自分が「合気修得への道」を少しずつ歩めていることに気がついていく。

あれはもう40年ほど前のことになるが、岡山に引き上げてきてから下の娘を保育園に預けていた頃のことだ。いつものように夕方に迎えに行くと、何やら園内が緊迫した空気に包まれていた。見れば園庭に男がいて、子供を連れて帰ろうとする若い母親に次々とちょっかいをかけているようだ。保母さん達は子供達を園庭に出さないようにするのが精一杯で、その男は園庭でやりたい放題。小さな子供達が怯えきっている様子が目に留まったとき、自分でも驚いたのだが、その男に無言で近づいていく。僕に気づいた男は案の定大声でわめきながら殴りかかってきたのだが、どういうわけかまるで時間がゆっくり流れているかのように相手の動きがスローモーションで見えた僕は、このまま相手を園庭の地面に投げ倒したなら相手の眼鏡が外れて壊れてしまうかもしれないと考えてしまう。

その瞬間、僕の左手が無意識に動いたかと思うと、あっという間に相手の顔から眼鏡をつまみ取り、視界の左端に映っていた花壇一面の緑のクッションの上に投げ、直後それまで以上に大声で叫べないように相手の喉を握りつぶした右手をそのまま上に伸ばしながら自分の重心を前方に入れ込む。そのままで相手の男を地面に仰向けに倒した僕は、もはや相手には再度騒ぎ出す気力も残っていない手応えを感じたため、保母さんに一礼して娘を連れて帰った。

次の日に園長先生からお聞きしたのだが、僕が帰った後バツの悪そうに眼鏡を拾って園庭を出ていった男は、しばらくして今度は酒に酔った勢いでまた園庭に入ってきて騒ぎ始めたため、110番通報で駆けつけた警官によって排除されたそうだ。そしてその日以来、娘を迎えに夕方僕が保育園に顔を出す度に子供達が「あっ、北斗の拳のおじさんだ！」といって手を振ってくれるようになってしまった。当時流行っていたテレビアニメ『北斗の拳』の主人公ケンシローの優しさと同じものが園児達の目にも留まっていたと思うと、自分の中の優しさに感謝せずにはいられない。

また、夜の繁華街で10人連れの不良高校生を一人で相手したこともあったが、このときもこのままではこの連中が立ち直ることができないかもしれないと考えた優しさ故のことだった。気がつくと、トップの右腕らしき腕に覚えのある奴が大声でわめきながら殴りかかってきたのだが、僕の身体が瞬時に勝手に反応し続け、逆にその高校生をドンドンと追いつめて動けなくしてしまった。むろん、それ以上は何もするつもりはなかったのだが、このままでは自分の仲間がボコボコにされると思ったトップの高校生が僕を止めようと割って入ってきたとき、その分別のありそうな顔に向かって「大丈夫、人としての道案内をしているだけだから、これ以上手荒なことはしない。安心しろ」と優しい小声で伝えていた。

しかし、このままではやはり警察が介入することになり、彼等は補導されかねないと心配になったタイミングで空のタクシーが1台やってきたため、「じゃあな、ゆっくり考えろよ」とトップに声をかけながらタクシーに乗り込んで現場から消えることにした。確かにこのときも最後まで優しさを失うことはなかったというか、そもそもが優しさ故に買うことができた喧嘩だったのだと思う。

ここで特筆した2件だけでなく、少なからず実社会の中で武術実践の場面を得ていたのだが、振り返ってみればそれらの体験の度に「合気修得への道」を一歩一歩確実に前へ前へと進むことができていたという確信がある。そう、大東流合気武術宗範の佐川幸義先生のお言葉どおり、合気をつかむには道場稽古だけではダメなのだ。その意味では、僕の「合気修得への道」の中での最大の歩みは、やはり空手家・炭粉良三さんとのガチのスパーリングで得ることができたはずだ。

これについては、僕の側から見たそのときの様子をお伝えしても僕自身による意識的あるいは無意識的な色眼鏡を通してのことだと思われかねない。そこで、以前に炭粉さんご本人がご著書『合気解体新書――冠光寺眞法修行叙説――』（海鳴社）に書き記していた文章を引用させていただくことにしたい。

＊＊＊

平成二十年七月某日、場所は岡山市野山武道館

それまでも何度となく合気系の摩訶不思議なる技とやらを潰してきた私は（実際、全力で打ち合い引き分けたボクサー坪井との勝負の、それらは千分の一の手応えさえなかった故、他流試合をしたという気にもならなかった）、どうせ今目の前であらぬ方向に虚ろな目を漂わせているこの保江邦夫なる人物の合気技とて似たり寄ったりであろう、と完全に見下していた。ただ、その数ヶ月前に地元の神社で既に受けた合気上げと突き倒しには、一応の敬意は感じていた。

だが、あれはあくまで状況を固定した（空手でいうところの）約束組手に過ぎない。その不思議な技を自由攻防において発揮できるかどうかは、別問題なのだ。そう思って、手加減無用で（ただ

し敬老精神からできるだけ、苦痛は大きいが肉体の損傷度は軽いアウトローキックにて一撃で仕留め、早く決着をつけてあげようとは考えていたが・・・）臨んだ。

はじめの現象は、よく覚えている。彼の姿が消えたかと思うと突然自分の前に現れ、にもかかわらず私は右アウトローを（もはや誰もいない空間に）振っていた。そのローが振り終わる前に彼の掌底《しょうてい》が自分の脇腹に触れたかと思った瞬間、私は宙に舞っていたのだ。

この現象は、今となれば（自分では）よくわかる。つまりこうだ。

合気の状態になった保江の網膜は、まさに鏡そのままの状態となる。その鏡にリアルタイムで映される私の行動を私自身が認識する前に、だから彼は動ける。これは行動のスピードが速いという意味ではない。時間にズレが生じているのだ。おそらく彼はただ歩いて私に近づいただけに違いない。ところが合気の状態となり何の敵意や目的など（つまり意識的な）行動を伴わない保江の歩みを、私はリアルタイムに捕捉できない。そして近づいた保江の姿を慌てて脳が処理しようとするとき、先のリベット博士の報告（例えば指を机に打ちつけて痛みを感じるとき、さも打ちつけると同時に痛みを感じているように思うが、実はその痛みを感じる処置のために0、5秒を要する。そして脳は何とその所要時間を消し、打ちつけたと同時に痛みを感じたように捏造する）にもあるように、帳尻合わせのために急に接近した保江の像を私の意識に伝達するのだ。

だから接近してくる間の像が、欠落する。私の目（意識）には、まるで彼が瞬間移動したように思われるのだ。

瞬間だから、彼が私のローの間合いに「いた」ときと私の近くに「現れた」ときに、私の意識内部における時間差はない。だから、ローを振ってしまう。これはもはや、「よける」だとか「かわす」だとかという次元の話では、ない。

一方、保江から見れば私の動きは止まっているか、または非常に遅く見えたことだろう。だがこれは正確ないい方ではない。何故なら、前にも触れたが、この網膜＝鏡の状況下では、映された像が電気信号となり視神経を経由して視床下部に運ばれ、経験値などから取捨選択されたあげくに意識に認識される遙か前のでき事だからだ。だから、彼は見えていない･･･はずなのだ。

ところが、である。現実として私の動きに呼応し、結果としてローを外すと同時に掌底を入れてくる行為を、それでは何故（見えていない）彼が可能なのか？　後に保江はこう述べている、「変ないい方に聞こえるかもしれないが、自分は自分の行動も含め、どう動くかなど考えずに全ては神様に任せてしまう。だから自分の行動に意図は全くない。けれども炭粉の姿や動きは見えていた。凄くスローテンポに・・・・」と。

この保江の言葉から、わかる。おそらく鏡の状態となったときにも、やはり見えるのだ！　私の時間に先行し（というより、常に過去を認識するしかない私に比べ）リアルタイムに動く保江との時間差から醸し出される見え方の違いを伴って・・・・。

＊＊＊

このときの炭粉良三さんとのスパーリング対決を僕がもし避けてしまってきたならば、おそらく今の僕は未だに「合気修得への道」半ばを彷徨っていたに違いない。その意味で、彼こそは佐川幸義宗範、エスタニスラウ神父、そしてオーラを見ることができた女子大生に次ぐ、第四の大恩人だと信じる。

○多くの分派を得た理由

炭粉良三さんというフルコンタクト空手に人生をかけた人物を語るとき、忘れてならないのは同じ神戸から同時期に岡山の野山道場に毎週大型スクーターで通い続けてくれた同じくフルコン空手の道場を構える畑村洋数さんのこと。あの記念すべきガチのスパーリングを経て、フラッと岡山で稽古に参加してくれるときもあったのだが、その中で知り合った二人は初対面のときからまるで竹馬の友であったかのように意気投合していた。互いに「ハタやん」「スミさん」と呼び合いながら、女子大生達やその頃には20人以上にもなっていた県外からの男性門人達も遠巻きにしてあきれるように眺めていた激しい稽古を楽しそうに続けていたものだ。

二人ともが神戸を本拠にしていたこともあり、最初の出会い以来「ハタやん」と「スミさん」は神戸の地で連日乱闘まがいの熱い稽古で汗を流し、「スミさん」行きつけの店で美酒とお茶を酌み交わしたと聞く（畑村さんはお酒はまったく飲まない人だった）。そして、そんな日々の中から自然発生的に具現してきたものが、若き頃の「ハタやん」が空手道に精進するようになってから絶えず思い描いていた「聖人君子」のための「愛の空手道」だった。即ち、

「汝の敵を愛せよ」

というイエス・キリストの教えを空手の技法の中に生かすという、攻撃してくる相手をまったく傷つけることなく制することができる突きや蹴りの技法体系を「氣空術」という名の下に生み出したのだった。その詳細については「スミさん」の後押しを得た「ハタやん」の手になる2冊の入門書『謎の空手・氣空術――合気空手道の誕生――』及び『続謎の空手・氣空術――秘儀「結び」、そして更なる深淵へ――』(共に海鳴社刊)で明らかにされているので、是非ともご一読いただきたい。

実は、岡山の野山道場で主として女子大生相手に「合気」の稽古を毎週土曜日の午後に続けていたとき、その稽古形態は僕が大東流合気武術の佐川幸義宗範の道場で学んだものの一部をそのまま流用していたのだ。従って、まず最初に行うのが「合気上げ」の稽古で、こちらが正座で座っているときに相手がこちらの膝の上に置かれた両手首をそれぞれ両手でつかんで絶対に上げられないように押さえ込んでくるのに対し、「合気」の技法によって両手を上げて相手の体を浮かしてしまうという技に他ならない。これは技というよりは単なる「合気」をつかむための鍛錬稽古なのだが、相手が必死で押さえ込んでくるのに対し、こちらはつい「負けてなるものか!」と必死で相手を持ち上げようとすることで「合気修得への道」から大きく逸脱してしまいかねないのが事実。

これでは逆効果となってしまうわけで、できれば「合気上げ」とは違って相手と対戦する気持ちが出てこない技法で「合気」をつかむための基本的動作がないものかと模索していた。それに真っ先に応えてくれたのが「ハタやん」こと畑村洋数さんであり、彼がそのために考案してくれたのが「合気起こし」と「合気抱え起こし」に他ならない。その意味では、武道格闘技の範疇にあった大東流合気武術の技法を一気に「キリスト活人術」の技法にまで高めることができたのは、ひとえに畑村さんの素晴らしい貢献があってのことだったのだ。「合気上げ」では払拭できなかった「勝ち負け」の対立を、「合気起こし」や「合気抱え起こし」によって完全に霧散させてしまったのだから。

大変に残念なことだが、炭粉良三さんも畑村洋数さんも共に惜しまれつつ、早すぎる旅立ちを迎えてしまった。今頃はあの世で互いに

「いくでっ、スミさん！」

「よっしゃ、かかってこいや、ハタやん‼」

などとかけ合いながら空手と氣空術の稽古を楽しんでくれているに違いない。この場を借りてお二人

の冥福を祈りたい。

炭粉さんと畑村さんについては関西一円で既に名の知れた空手家であったことに加え、お二人自身の手になる著作の数々や僕の著作をとおして名前が知られるようになっていったが、実は神戸には冠光寺流の「合気」から派生した「美保神伝合気」を伝えてくれている門人もいる。佐川英二さんという眼光鋭い空手家なのだが、実は炭粉さんと畑村さんが夜な夜な神戸の空き地で喧嘩まがいの激しいスパーリングで汗を流していたところに単身で乗り込んできたという強者だ。その後、常に三人で稽古しては行きつけの古い飲み屋で痛飲する炭粉さんにお茶でつき合うという日々を重ねていくことで三者三様の「合気修得への道」を歩んでいった。

炭粉さんと畑村さんはどちらかというととことん体を鍛え上げる道を進んでいったのだが、神戸の第三の男である佐川さんは逆に精神を鍛え上げる道を選んだ。フルコン空手のバックグランドは三人共に拮抗する高いレベルに達していた上に、三者三様の「合気修得への道」を歩んだのだったが、その到達点は毎回のスパーリングの様子からわかるようにほぼ互角となっていた。

炭粉良三と畑村洋数という輝ける巨星を失った今、神戸の空の下「合気」を守る空手系分派は佐川英二のみとなってしまった。今後の活躍に大いに期待したい。

もちろん、この神戸の空手家三人衆以外にも空手や合気道あるいは少林寺拳法などの道場を構える人達も岡山の野山道場に通ってきてくれ、その後それぞれが独自の「合気修得への道」を歩んでくれたために、今では全国に冠光寺の分派のような道場が潜んでいる。では、いったい何故に分派となっていき、冠光寺の直門とはならなかったのか？　それは、野山道場の頃から今現在の東京本部道場でも踏襲されてきた稽古のやり方に起因すると考えられる。

そもそも、女子大生向けにやっていた野山道場の稽古に外部から男性がやってくるようになった最初の頃は、まだちゃんと本当のことを教えていた。つまり、オーラが見える女子大の新入生の子のおかげで「合気」の真理を理解することができていた僕は、隠遁者様から受け継いだ「キリスト活人術」の奥義

「汝の敵を愛せよ」

を駆使して自分のオーラが相手のオーラを浸食してしまえば「合気」を体現させることができると正直に説明していた。

ところが、男性門人のほとんどは「まったくわかりません」という表情に終始するのみ。せっかく遠

くは沖縄や北海道からも通ってくれているわけだから、僕としては「合気」の真髄を是非ともつかんで帰ってほしいと思い、真実を包み隠さずに教えていたつもりだったので消化不良の稽古が続いていた。そんなある日のこと、新幹線から乗り継いで野山道場まで来るときのJR吉備線のディーゼル車の中で、県外組の男性門人同士が

「きっとね、ここを押さえたらこうなるとか、そういう秘伝があるのを我々には隠してるのさ。絶対に教えるつもりがないので、あんな『愛する』とか『オーラ』だとかいうことで煙にまいているに違いないよ」

と話していたのを、たまたま同じ車両に乗っていた女子大生が聞いて教えてくれた。それで消化不良の原因がわかったため、次の稽古のときから隠遁者様の奥義も「オーラ」もまったく出さずに、どうやったら男性門人達に喜んで帰ってもらうことができるかの試行錯誤を繰り返すことになる。

例えば、当時教鞭を執っていたカトリック系女子大学の理事長だった渡辺和子シスターから

「愛の反対は憎しみではなく無関心です」

というインドの聖人マザー・テレサのお言葉を教えていただいたときには、

「そうか、ならば愛は無関心の反対……、つまり関心を持つことですね！」

と反応した僕が、野山道場ですぐに

「相手に強い関心を持てば合気が体現できる」

と指導し始めたこともあった。また、岡山県南西部にある阿部山で宗教法人「天眞如教苑」を拓いていた阿闍梨の畑田天眞如さんに不思議なご縁をいただいて予期せぬ出会いを得たとき、「我」の殻が砕け散ったことがあった。拙著『唯心論武道の誕生——野山道場異聞——』（海鳴社）に詳しいが、このとき以来しばらくの間は

「自分の我の殻を壊せば合気が体現できる」

と指導したこともあった。

稽古後に大勢で飲みに行くときなどに、余興として腕相撲をやるときの必勝法を教えたこともあるが、それは相手の腕をすぐに倒しにいく直前に相手の腕の軸方向に一瞬だけ押してから腕を倒す

というものだった。そうすることによって、相手の運動制御意識が少なからず混乱してしまい、わずかの間だが動作が固まって腕を制御できなくなってしまうため、相手が本来の筋力を引き出せずに負けてしまうわけだ。

そんなときに、ふと僕が

「腕相撲だけでなく、実際に相手と格闘するようなときにも、相手の皮膚の表面だけをこちらの手先で一方向に刺激しておいて同時にその接触に工夫を加え、例えばこちらの体勢を少し変えて別方向に力を作用させるとかして、相手の運動制御意識を騙してしまうことも『合気』の初歩かもしれないよ」

と口が滑ったのだが、それにすぐ飛びついたのが畑村洋数さんだった。神戸に帰ってから早速に炭粉良三さんとの熱烈稽古の中で試行錯誤した末に生まれたのが畑村さんが長年追い求めてきた「合気空手道」を具現する「氣空術」だったのだ。

また、関東から年輩の合気道家が岡山まで稽古に半年ほど通ってくれていたが、炭粉さんがその人がやっている工場の2階に作った道場に押しかけてまで指導してくれたこともあった。それが功を奏したのだろうが、その人はしばらくして「魂合気《たまあいき》」という名称で独自の「合気修得への道」を歩んでいくこととなった。

同じく関東から車で日帰り往復をしてまで土曜日の午後に岡山の野山道場で稽古を続けてくれた合気道家がいた。木下淳人さんだが、藤平光一先生の「心身統一合氣道」で世界チャンピオンに輝いた後、ご自分の合気道流派を興した猛者だった。もう充分に強いわけで、何もそこまでの強行軍で岡山まで通ってこなくてもよいのではと思ったのだが、日本にはどこかに自分を「合気上げ」で上げてくれる本物の「合気」を身につけた人物がいるに違いないと探していたそうだ。

噂や評判を聞いてあちこちの道場を訪ねたが、木下さんが力強く押さえつけてくるのを誰も上げることができなかったという。その木下さんが稽古の途中に僕のところにやってきて、是非とも「合気上げ」を自分にかけてみてくれと頼み込んできた。いつもなら断ったかもしれないが、このときの木下さんの思い詰めたかのように真剣な表情にただならぬものを感じ取った僕は、これは真っ正面から受けて差し上げないとだめだと判断。

こうして力一杯両手で僕の両手首を押さえ込んでくる木下さんに「合気」をかけて彼の体がつま先立ちで高く上がった瞬間、木下さんが見せた満面の笑顔を今でもはっきりと憶えている。直後、

「初めて『合気上げ』で上げてもらえて、ホントに嬉しいです。岡山まで来たかいがあります。ありがとうございます」

と感激の言葉を投げかけられたのだが、そのときの僕はまさか「合気」で人に喜んでもらえるとは思ってもみなかったので、自分でも合気を追求してきて本当によかったと、初めて実感したのも事実。

その木下さんも合気道の前はフルコン空手をやっていたと聞いたのだが、そういえば初期の頃に全国から岡山に通ってくれた男性門人の中で最大多数だったのはフルコン空手の人達だった。当時出版したばかりの拙著『合気開眼』を手にとって

「何だ、これは⁉ どうせウソに決まっているが、ともかく確かめに行ってやろう！ 案の定誇大妄想か何かだったら、懲らしめてやればよい‼」

などと思ってすぐに行動に移す人達がフルコン空手界に多かったのかもしれない。

福井から通ってきてくれた久末和弘さんもそんなフルコン空手家だった。岡山の野山道場で僕の「合

気」を学ぶために門人同士で稽古する場面ですら、相手に妥協を求めなかったためにすぐに真剣勝負に持ち込む迫力が突出していたのだ。その意味では、道場の空気をピリッと引き締めてくれる唯一の存在だった。

そんなわけで、他の多くの門人が彼とは組もうとしない中、神戸の炭粉良三さんと畑村洋数さんだけは久末さんが気に入ったようで、よく指導してくれていた。さらには神戸や福井を互いに行き来して稽古してくれたおかげで、2019年の11月11日にそれまで久末さんがやっていた空手道「咲心館」道場の中で「合気」も取り入れた稽古をスタートさせることができた。これまた彼にしか歩むことができなかった「合気修得への道」に違いない。

ちなみに毎年11月11日には久末さんから熱烈メールを頂戴するのだが、その理由はといえば・・・彼の誕生日や結婚記念日などではなかった。実は、彼が家業のことで岡山に通うことが難しくなってきた頃、気になった僕がフラリと福井に彼を訪ねてワインを酌み交わしたことがあった。それがちょうど11月11日だったのだ。それをずっと憶えていてくれた久末さんは、「合気」の道場を立ち上げる日取りをわざわざ11月11日にしてくれたというわけ。これも本当に嬉しい話であり、僕自身の「合気修得への道」を自分以外の人達にも開放し、それぞれの武道格闘技に精進してきた有意の士達にも伴走してもらうことにしたおかげではないだろうか。実にありがたいことだ。

こうして昨2024年の11月11日に「冠光寺流愛魂」の道場開設5周年を祝うメールを久末さんからいただいたとき、僕はある重要な啓示を天から受けてしまう。そう、「合気修得への道」で知り得たことを秘匿し、自分だけが「合気」を体現することができる状況を目指しているうちは、決して心の安寧を得ることはできないという教えを！

今の僕は自分自身の「合気修得への道」のはるか先を歩んでいる先達の皆さんよりもずっと心穏やかに他流や他道場を率いる武道家や格闘家の方々と楽しく交流することができている。その理由はといえば、実は僕自身の流派が多くの分派を生むことになったことにもつながるのだが、ひとえに僕自身の「合気修得への道」をそのような方々にも開放して伴走してもらってきたからに他ならない。

ここですべての方々のお名前を記すことはできないが、少林寺拳法の山﨑博通師範、合気道の山本光輝師範、塩田将大師範、空手道真義館の麻山慎吾館長、元プロレスラーの前田日明選手、総合格闘技の渡辺兼吾選手、大山俊吾選手、菊野克紀選手、ロシア武術「システマ」の北川貴英支部長、田村特殊装備の田村忠嗣社長と長田賢治部長、そして古武術の榎木孝明師範の中の誰お一人が欠けても僕の「合気修得への道」は今よりも遙かに険しいものとなっていたに違いない。この場をお借りして心より感謝申し上げる。

第二部

東京本部道場での学び

○ 合気修得への道

僕が主宰となっている「冠光寺眞法・冠光寺流柔術」の道場としては、現在のところ東京本部道場の他に、設立の早い順に岡山道場、神戸道場、名古屋道場、千葉印西道場、三田道場、新居浜道場がある。このうち神戸道場の浜口隆之道場長とは以前に『合気完結への道——透明な力は外力だった——』（海鳴社）を共著で出版したこともあり、神戸道場の稽古内容についてはある程度は知られているのではないだろうか。それに比べ、門人の多い東京本部道場での稽古内容についてはほとんど外部には知られてこなかった。

そこで、以下においては東京本部道場における稽古内容について門人の宮地尚彦君に順次概説してもらう。それぞれの道場に通う門人の皆さんにとっては日頃の稽古のための指導書か虎の巻として必要なときにひもといていただければよいし、門人ではない一般の皆さんにとっては「合気修得への道」へと誘う手引書や初歩的な独習書として大いに活用していただければと願う。

教程1　合気の定義

この教程では一問人である宮地尚彦の理解の範囲で合気の定義をのべます。

○合気の定義

◇広義の合気…こちらの操作で、相手が有自覚・無自覚どちらであろうと、一瞬でも反応できない状態、反応できない時間を作り出す技術全般を指します。

◇狭義の合気…こちらの操作で、相手を自由自在に操る（崩す・投げる・固める）、つまり相手の自由を奪う高度な技術を指します。

合気の目的

ここでは、合気の技術はその目的により下記の2種に大別されるとします。

◇相手の動きを止める目的の技術
相手を無力化する、相手を居着かせる、相手をゼロ化する、など。

◇相手の自由を奪う目的の技術
相手の意識とは無関係にその自由を奪い、更にこちらの意思によって相手を自由自在に操る高度な技術です。

合気技法の分類

1：身体操作による合気技法

こちらの骨・筋・腱・靭帯・皮膚・軟組織といった身体のあらゆる部分を、最大限に無駄なく合理的にそして精妙に駆使して相手に働きかける技術です。物理学の力学で説明できる技法です。

2：内面の操作による氣の活用

内面と向き合い、内面を操作し、内から湧き出る「氣（生体エネルギー）」を活用します。氣（生体エネルギー）だけでの物理的影響力は未知数ですが、「氣」は確かに存在するものです。内面の操作で氣を捉え、発氣や氣の流れに、意識した動作ではない何気ない自然な振る舞い（所作）を合わせて使用することにより、力学では説明できない領域の技に昇華させることが可能となる技術に他なりません。

3：魂による空間操作・次元操作

保江邦夫創師が提言する合気で、保江合気の核に当たる技術です。この発見により過去の武術の達人の技法や残存する文献の解釈までもが可能となりました。先に内面を穏やかにし内面の操作から始めますが働きかける対象は内面ではなく、操作する主対象は外の空間です。ここでの空間とはモナド集合体を指します。理論物理学の基礎を与える量子モナド理論で説明可能な技法に他なりません。その技法は以下のように分類されます。

◇高次元融合（愛魂＝合気）

自分自身の空間と相手の空間とその間の空間、つまり全ての空間を「愛」をもって包み込み、「調和・和合・融合」させる技術です。

◇高次元遮断（怒魂・覇魂）

次元転移とも呼ぶことがある。相手を構成している空間の全て、高次元の空間（全体）から3次元（肉体）の空間だけを「切り取る・切り離す・抜き取る・ズラす」などして相手を無理矢理に「潰す・服従・屈服」させる技術です。精神的に破綻している相手に使う以外は使用を禁じています。

◇高次元変容

空間変容とも呼ぶことがあります。相手を空間ごと、一瞬別次元に送り込んでしまう技術です。空間操作の中で最も難易度が高い技術となります。

教程2　冠光寺眞法・冠光寺流柔術とは何か

この教程では「冠光寺眞法」と「冠光寺流柔術」を簡単に紹介します。

○冠光寺眞法

カトリック修道師に伝えられていた活人術である「Comunitat コムニタ」。スペインにあるモンセラート修道院の修道士であるマリア・ヨバルト・エスタニスラウ神父から保江邦夫に伝承され、和名が「冠光寺眞法」となりました。

名称の由来を細かく説明すると、キリストの活人術のフランス語の名称を日本語に直訳したものであり、

マリア様＝冠光

修道騎士団寺院＝寺

となります。

○冠光寺流柔術

冠光寺眞法に基づく活人護身術であり、物理法則に裏付けられた力学技法をも加味した柔術体系です。

ロシア正教に伝わったロシア正教修道士の秘儀を一般にも伝えるミカエル・リャブコ師のロシア武術「システマ」とは同源で類似点もあります。最も大きな特徴は「汝の敵を愛せよ」というキリストの教えを柔術技法に活かして愛魂《あいき》、つまり合気の効果を生み出すことで筋力や運動能力に劣るものが優る者を制することができるという点にあります。

○東京本部道場での稽古

東京本部道場での稽古は次のような内容となっています。

◇活人術稽古

冠光寺眞法の基本の稽古であり、門人必須となっています。

◇合気柔術稽古

冠光寺流柔術の稽古であり、保江創師の許可を得た門人のみ参加できます。

◇佐川合気研究会

大東流合気武術佐川道場の佐久間錦二師範による特別稽古です。

◇初級柔術稽古

受身の他に合気道の初級技を習います。

※詳しくは冠光寺眞法・冠光寺流柔術東京本部道場のホームページ
http://www.kankoujiryu.com/ をご確認ください。

※冠光寺眞法・冠光寺流柔術　東京綾瀬支部　２０２５年８月開設

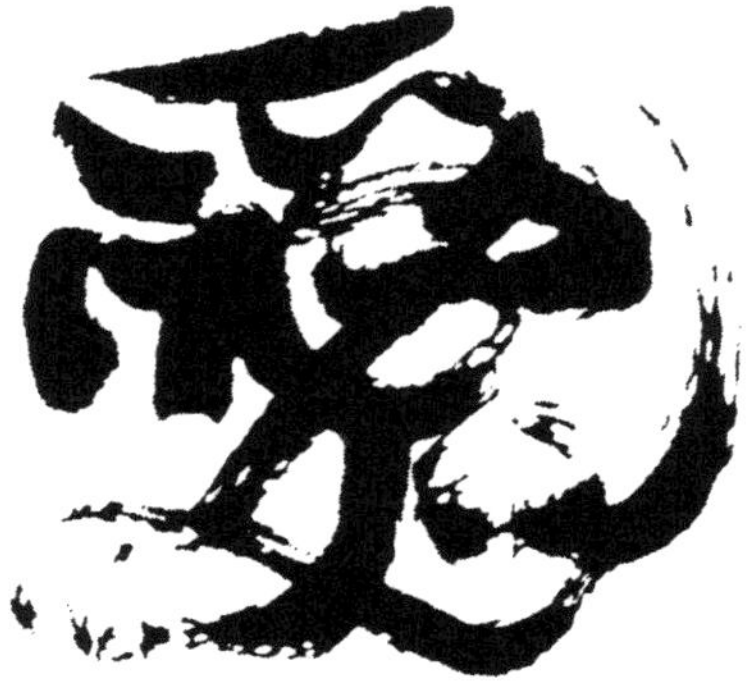

教程3　愛魂を日常生活に活かしたい方へ

この章では「愛魂＝合気」を日常生活に活かしたい方に向けて解説します。

愛魂の状態をスタンダード（常態）にすることで、人間間コミュニケーションや社会的コミュニケーションが円滑になり、社会生活をさらに楽しく有意義なものとします。

保江創師の初期の著書では門人の方の愛魂によるエピソードが数多く紹介されています。どれも素晴らしい話ばかりですが、近年の著書の中では愛魂習得は持って生まれたもの、つまり天性の素質がないと不可能としています。天賦の才といわれるほどの日本人特有の「優しさ」が必要と説いています。

愛魂は教授できる類のものではなく、天賦の才を持つ者だけが閃きで自ら気付き取得するとしています。

果たして本当にそうなのでしょうか？

師に逆らい恐縮ですが、私はそのようなことはないと考えています。本当のところはそうかもしれませんが、石の上にも３年、努力に勝る天才なし、ということわざが示すように、諦めずに続ければ可能だと思います。

ただそれなりの成果が実るのは、寿命が先かどうかということになるかもしれませんが、より近づくことはできると思います。

天賦の才のない者が修得しようとしたら、それはただひたすらの反復稽古以外にはありません。

私自身は決して素で優しいとは思えませんが、冠光寺眞法の活人術稽古を続けてきて、日ごろから徳を高める行いを心掛け続けていると内面の変化を感じます。少しずつですが優しくなってきていると実感しています。

この先に愛魂に辿り着ける道がつながっていると感じています。

○日本人の優しさ

日本人のDNAに組み込まれているのではないかと思われる優しさを紹介します。そのために簡単な実験を行います。その手順は次のようなものです。

1 被験者に足幅を肩幅にして平行立ちに立ってもらいます。

2 検査する人はその前に立ち、人差し指で被験者の胸を押します。すると、指一本のことであっても被験者はグラグラと揺れます。武術体のできている方以外は皆さん揺れます。

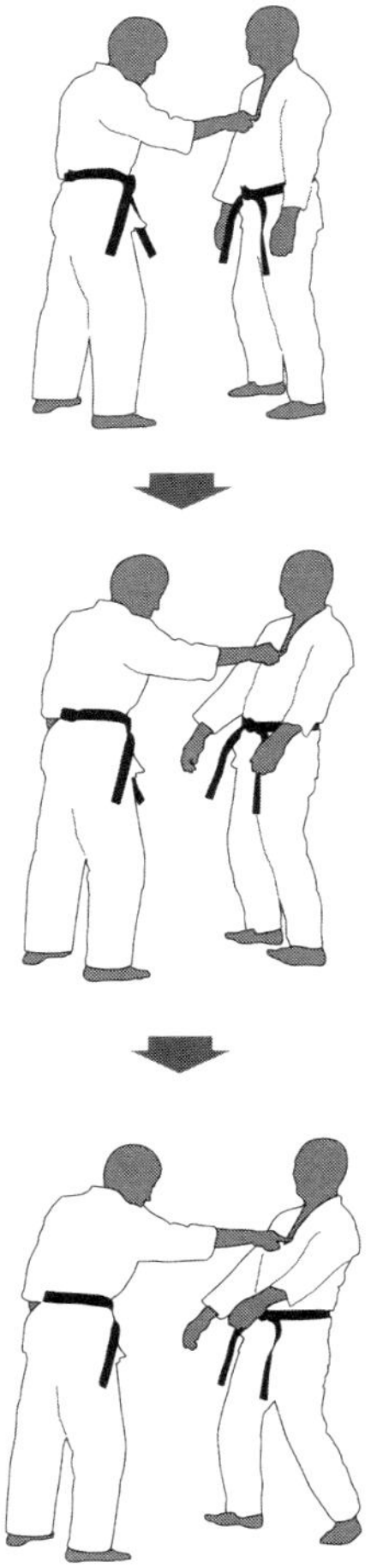

3 次に被験者のすぐ後ろに、赤ちゃん・幼児・老人・女性など一般的に体力弱者と思われている方に座ってもらいます。

4 被験者には何も声をかけずに再度胸を人差し指で押します。

5 すると今度は、被験者はグラグラ揺れません。無意識で後方の人を護ろうとするのでしょうか、突然身体が強固になります。

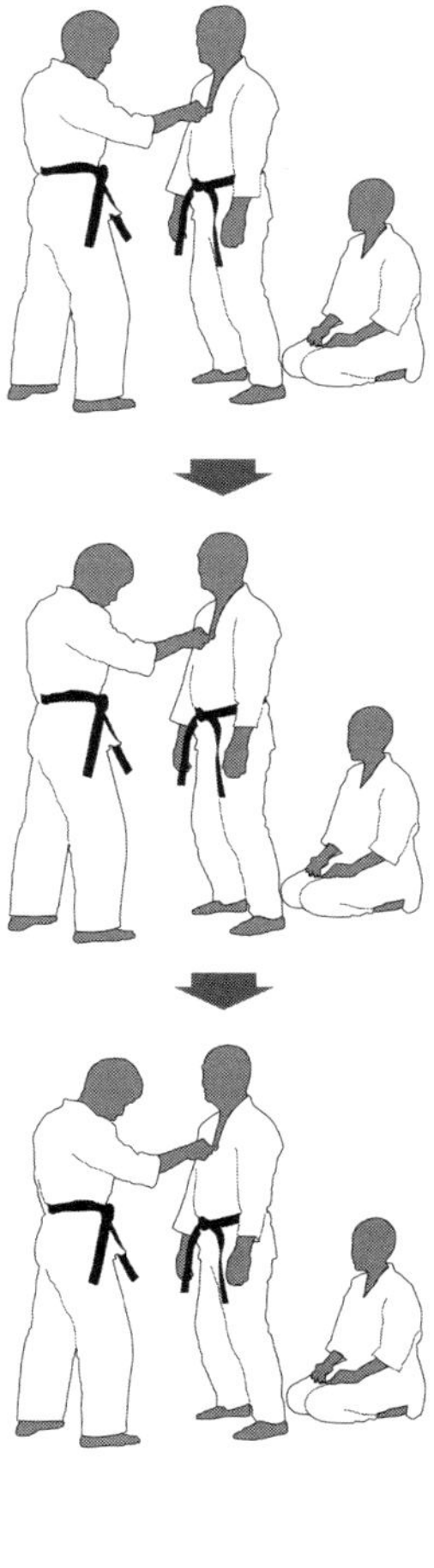

この実験では、被験者が押されたときに、グラグラしないように意識して身体を強くしようとすると、かえって身体が固まってしまい余計にグラグラしてしまいます。そのため、被験者にはただ立っていてもらい一切の情報は入れません。

どうしてこのようなことが起きるのか、その理由はわからないのですが他者を護ろうとするとだれでも強くなります。

私はこれを初めて経験したとき、最初に頭に浮かんだのは特攻隊の方々のことです。無駄死にとか騙されたとか強制されたとか揶揄する心ない人々がいます。ところが、私はそれは違うだろと思いながらも確信をもって否定することはできませんでした。

戦闘という現場に向かう一兵士の覚悟は、勝つから行くのではなく、負けるから行かないのでもなく、ただ護る。この国を護る、大切な故郷、大切な家族を護るという手紙が、検閲を気にしたきれいごとではなく日本人の優しさからくる本心だと理解できました。

元傭兵の高部正樹さんはその著書で、多くの外国人傭兵の中にいると日本人傭兵に共通する日本人らしさが見えてくるといいます。それは自己犠牲だそうです。外国人傭兵はもちろん現地兵ですら現地の一般人を護ろうとしないのに、日本人傭兵だけは身を挺しても現地人を護ろうとする想いが見え隠れするそうです。

◯ 愛魂モード

人は通常、身体という3次元空間の中の物質はさらに別の高次元空間とつながっている状態で構成されています。これをモナド集合空間と呼びます。

そのような状態で心穏やかにして「内なる平和」でいることにより、人というモナド集合空間はその周りに接している空間を通じて隣接する他人のモナド集合空間とも常時つながっている状態にあります。

このつながりを「空間が全てつながっている状態」、あるいは「空間が結ばれている状態」と表現しています。つまり、全ての空間は常時つながった状態がノーマル・スタンダードなのです。しかし、何らかの原因でこのつながりが切れてしまうことがあります。このとき、つなぎ直す方法を「愛魂をかける」と表現します。

では、どういったときに何が原因でつながりが切れてしまうのでしょうか？ ほとんどの場合、自分自身の心が乱れたとき、何かしようと足掻いたときです。つまり、左脳で深く考えて行動を起こそうとしたときや何かを必要以上に意識して動こうとしたときに、つながりが切れたりつながりが弱くなったりするようです。

このような場合、魂の操作により空間をコントロールする技術の一つの「高次元融合」を使用します。実際には、自分という空間と相手という空間とその間の空間、その場の空間の全てを愛で満たします。空間が愛で満たされると、すべての空間は自発的につながり「調和・和合・融合」が実現します。冠光寺眞法ではこの状態を「愛魂」と表現し、そしてそこから導かれる全ての事象を「予定調和」

と呼びます。

また、愛魂の状態になることを「愛魂モード」と呼ぶことにします。

では、愛魂モードは特別なことでしょうか？　幾つか例を上げてみましょう。

私は毎朝公園のグランドで武術の自主稽古をしていますが、そのとき赤ちゃんを乳母車に乗せて散歩する母親や、２歳児位の子供の後をゆっくりと一緒に歩いて散歩する母親を何組か見かけます。穏やかな陽射しの中を散歩する、そのような姿に愛魂を見て取れます。

また、お祖父ちゃんお祖母ちゃんがお孫さんと散歩し遊んでいる姿も見かけます。こちらも愛魂モードに映ります。

さらには愛犬を散歩している方にも会います。全ての方ではないのですが、やはり愛魂を見て取れる方もいます。

お孫さんが公園で遊ぶようになったからと、定期的に竹箒で公園の掃除をしている年配の男性がいます。この方が掃除をする姿は、まさに愛魂そのもので頭が下がります。

以前、知り合いのピアノの先生に、生徒さんの発表会に招待していただいたことがありました。最前列の真ん中、一番良い席に案内されました。

ピアノを習い初めて一年以内の初心者の生徒さんの発表会で、皆さん課題曲は一人2曲です。まず1曲目は新しい課題曲を弾き、次にもう1曲以前からの慣れた曲を弾きます。

皆さん1曲目は初めてだからでしょうか、緊張しながらももの凄く丁寧に心を込めて弾いていました。素人の私の耳にも決して上手と呼べるものではありません、音は外すしテンポはおかしいし、それなのに、もの凄く耳触りがよいというか、その場が心地よいのです。いつまでも聴いていたいと思え、ただただ愛魂を感じます。

2曲目も決して上手ではありませんが、それでも慣れているからでしょうか一曲目とは違い緊張感は感じられずスムーズに演奏していました。しかしそれだけです、場の心地よさは消え愛魂を感じられませんでした。

全ての生徒さんの演奏が終了し、次は先生の演奏です。演奏が上手なのは私のような素人でもわかります。けれど、大切なのはそこではありません。もの凄く丁寧にそして一音一音とても大切に弾いているのがわかりました。それは、眼の前にいる生徒さん達にピアノを弾くことの最も大切なことを伝えるために奏でているようで、その場は優しさと愛で満ち溢れていました。最上の愛魂空間とも感じられる心地よい空間が、そこにはありました。私には響くものがあり、心と魂が震える感じで涙が溢れ止まりませんでした。演奏を聞いて涙を流すことなど生まれて初めての経験で、そのことに驚きを感じました。

盲目のピアニストで有名な辻井伸行さんも、百歳を越えていまだ現役で活躍されている室井摩耶子さんも、きっと同様の魂を震わす演奏をされるのだと思います。

さて、この話にはオチがあります。最後のゲスト演奏者は、この世界では有名なプロのピアニストだそうです。超絶技法というのでしょうか、どうしたらこんな凄い演奏ができるかわからない素晴らしい演奏が始まりました。しかし、不覚にも演奏が始まり少しして私は寝落ちしてしまいました。

全ての演目が終了し、帰り際にピアノの先生に挨拶をしたときのこと、最後の演奏で寝ていたことを指摘され「あまりに心地良いピアノに気持ちよくてつい寝てしまいました」とい訳をしたのですが、本当は違っていました。

あまりな超絶技法の演奏に本人がノッてるというより悦に入って酔ってるようで、それが気持ち悪く耳触りだったため、音を意識的にシャットアウトしていたら寝てしまったというのが事実です。私がクラシックに精通し演奏された曲を知っていたら違ったかもしれませんが、上手なのと心や魂に響くのは違うというのが感想です。

このことから、愛魂は独りよがりでは辿り着けるものではないということがわかります。しかし、決して特別な一部のアーティストや能力者だけのものではないと思います。日常の中でどなたでも、場面によっては無自覚で愛魂モードになっているのを見かけるからです。

ただ残念なことに、私の好きな武道格闘技の世界ではこのようなことはほぼ見かけません。

○冠光寺眞法の愛魂

キリスト教に伝わる「神人合一」の秘法が「愛魂」であり、「汝の敵を愛せよ」といったキリストの言葉としてその本質が残されています。愛とともに相手の魂を自分の魂で包み、神の御業を受け入れることに他なりません。

ここでいう「愛する」とは、次の如く様々な表現ができます。

・「心穏やかにして相手だけでなくその場の空間までも大切に思う」
・「相手だけでなく空間にも感謝してその気持ちのまま『ありがとう』という」
・「あなたは光、私も光、光で全ての空間を優しく包み込む」
・「無邪気な幼児になるか赤心に戻る」
・「下僕になる」
・「中今に生きる」

以下においては、キリスト教におけるこのような「愛魂」を体現するために保江創師が日頃から実践している技法の幾つかを解説します。

◇神への全託◇

人は身体に魂が宿って存在しているのではなく、モナド集合空間（神）に身体（素粒子）が宿って存在しています。そこで身体は、空間（神）の自由意志である神意によって動かされます。このことを「神の采配」とか「予定調和」と呼びます。

従って、空間（神）に宿っている身体を意識的にどのように使おうがそこには神意は働きません。

神の采配も予定調和も生じません。

神への全託とは「神様お願いします」などと、頭で考えたり念じたりお願いする類のものではありません。何もしない、身体も動かさない静止状態で頭も動かせない無心状態を意味します。ただただ、「手を合わせて祈る」だけ、そして後は神意に従うだけです。

神道における祝詞奏上、仏教における読経、キリスト教における聖歌斉唱なども、同様に神への全託に導くものとなっています。

◇神降ろしと神送り◇

人を神に合一してしまう伯家神道の秘儀の中にある「神降ろし」とは「神を自分自身に降ろす」ことであり、冠光寺眞法では「高次元とつながる」ことを意味します。下から上につながりにいくのではなく上から下につなげる（降ろす）のが正しいわけです。

また、「神降ろし」を行った後は「神送り」の秘儀により高次元のつながりを通常に戻す必要があります。

神人合一を目指す理由は、それによって何らかの超人的なことができるようになるなどといった次元にあるのではなく、神の視野が如何に限りない慈愛に溢れたものであるかを実体験することにあります。

「神の視野ですべての物事を見よ」

これこそが慈愛であり愛魂の神意があります。そこでは愛するという行為（自分自身の内面操作）さえも既に必要でなく、ただ相手に近づいて手を触れればそこに愛が波立ち、愛魂の効果が現れるという神意である「祝福された」という感覚を受け入れるだけでよいのです。

◇舞祈《まいき》◇

舞とは人が神を降ろし、神と一体となるための祈りそのもの。神人合一のための究極の活人術です。

冠光寺眞法では

・心を空にして神が降りてくることが「舞」
・踊るのではなく神に踊らされるのが「舞」
・舞っているときの視野は「神の視野」

・舞うことで神人合一の境地に至る

などと指導します。

心を空にして神を迎え、その神に踊らされることが「舞」の神意に他なりません。

◇美しい作法◇

美しい所作は愛魂の基本です。煎茶道・黄檗売茶流の御家元によれば、

「目で取り、手で取り、心で取る」

「目で書き、手で書き、心で書く」

の如く、この三つが揃って初めて美しい所作となるのです。その延長線上には目で見て見たところを歩く、歩いているということを意識して実際に身体で歩く、心で気持ちを入れて歩く、同時に空間を意識することで相手とつながるという現象があります。

即ち、「目で取り、手を向ける」ことで相手とつながる。「手で取り、心で取る」ことで相手の内面とつながることとなる。そうすることで、「手で取り、実際に手で取る」ことで相手に囚われずに動くことができるわけです。

小さい茶碗で食べる作法は、大きな丼であるかのように豪快に食べる。大きな丼で食べる作法は、小さな茶碗で食べるように繊細に食べる。大きなものは小さく、小さいものは大きく扱う。軽いものは重く、重いものは軽く扱う。

これらは全て愛魂に導く美しい作法となります。

◇救世主◇

キリストが救世主と呼ばれているのは、実は当時エジプトの地で搾取され続けていたユダヤ人達にとっての救世主ではなく、人間の心の中に閉じ込められている魂を愛によって解き放つという意味の救世主といわれています。救世主としてのキリストの御業は、愛によって人々の魂を解放し、活き活きと生きていくように導くこと、これがキリストの活人術の実体です。

神＝神道＝舞＝祈り＝舞祈＝愛魂＝神降ろし＝慈愛＝愛＝言霊＝人

そこは誰か特別に選ばれたわずかの人のみが至る冥府魔道ではなく、清く、明るく、美しく生きている人であれば、誰もが皆至ることができる高天原に他なりません。

○冠光寺眞法の稽古紹介

人とのつながり、空間とのつながり、森羅万象とのつながりを楽しみます。人との結び、空間との結び、森羅万象との結びを楽しみます。

◇冠光寺眞法・活人術クラス◇

活人術クラスでは、愛魂モードになる稽古として毎回いろいろな目線に立っていろいろな方向からアプローチをして、多種多様な経験を持つ門人が本人の受け入れやすい方法やわかりやすい方法を独自に気付いてもらうようにしています。

愛魂は念力の類いではありません。祈ったりする稽古もしますが祈るだけではありません。

祈った後に実際に動いて稽古をします。

活人術クラスでは、初回参加の方や2回目参加の方は優先的に古参の先輩と組んで稽古ができるという約束があります。初心者の方に確実に愛魂を体験していただきたいという配慮です。しかし、3回目、4回目となるとそういった優遇はなくなるので、遠慮していると古参の先輩だけでなく他の黒帯の先輩とも組めずに白帯同士で何をやっているのかわからない稽古になりかねません。そこで諦めることなく稽古を続けていただきたいと願っています。コツコツ続けていると少しずつ気がつきわかってくることがあるからです。

活人術の稽古で行われる動きは至極単純な動作だけです。両手もしくは片手を

前に出す
後に引く
下から上に上げる
上から下に下げる
右から左に横に動かす

左から右に横に動かす

という、たった6種の単純動作から成り立っています。

しかも一つの稽古では一動作しか用いない静止状態からの単純動作にすぎません。この単純な動きしかしていない中で、左脳を働かせないように高次元とのつながりを切らないようにすること、そして切れた場合はつなぎ直せるようにする稽古を心掛けます。

○ 愛魂技稽古の紹介

以下では活人術クラスで行われている「愛魂」技法を幾つか紹介しておきます。

◇愛魂起こし（立ち）◇

ペアとなる受手に仰臥位で寝てもらい、脱力してもらいます。次に仕手はその側面に立ち、受手の片手を両手で持ちます。穏やかな気持ちで優しく空間全てを愛で満たして（愛魂をかける）受手の手を引き上げます。

愛魂がかかっていれば、受け手の上体は起き上がります。愛魂がかかっていないか不十分であれば、受手は起き上がりません。

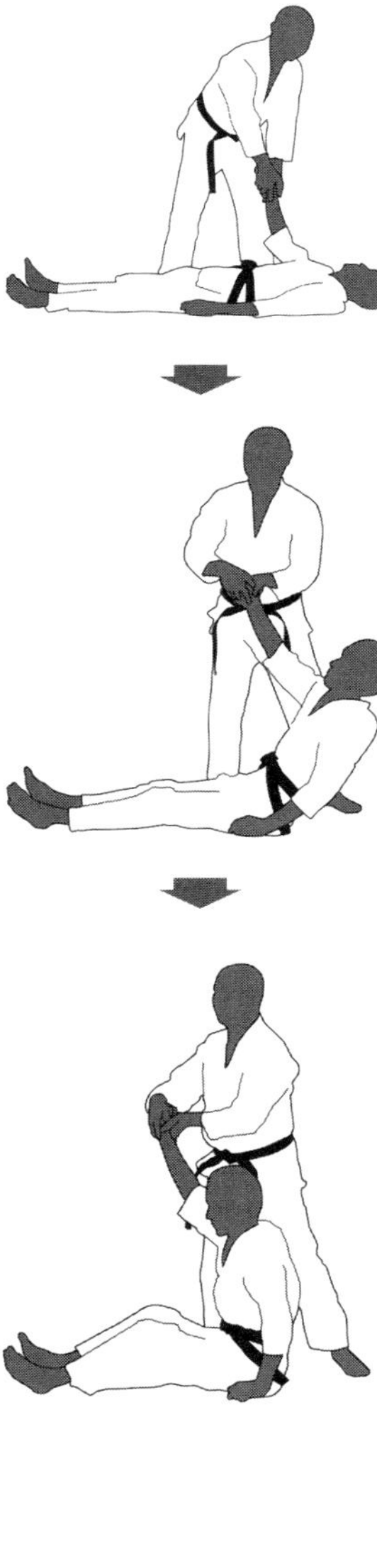

◇愛魂かかえ起こし（座り）◇

受手に仰臥位で寝てもらい脱力してもらいます。次に仕手はその側面に正座し、受手の後頭部か首に片手を添えます。穏やかな気持ちで優しく空間全てを愛で満たして（愛魂をかける）受手の頭を持ち上げます。

愛魂がかかっていれば、受手の上体は起き上がります。愛魂がかかっていないか不十分であれば受手は起き上がりません。

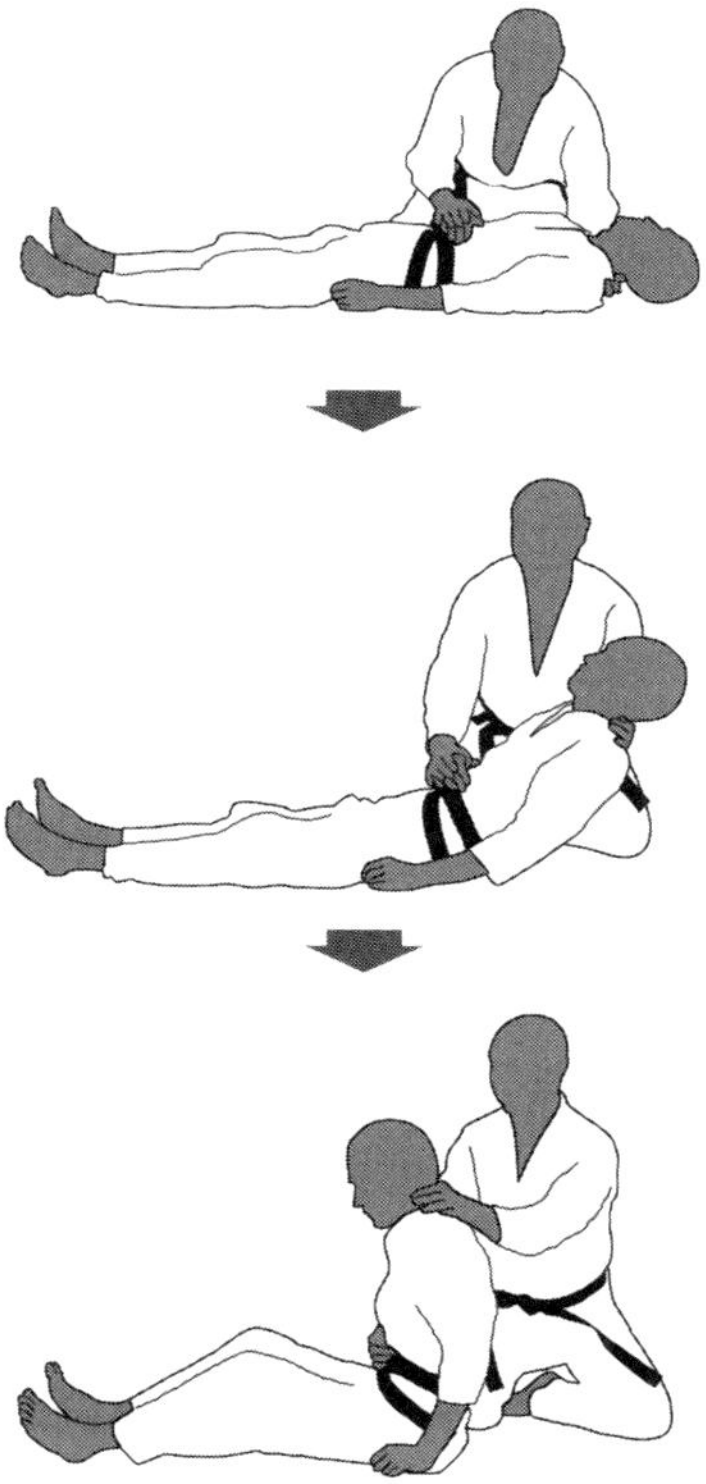

◇愛魂立ち上げ（両手）◇

受手に仰臥位で寝てもらい膝を立ててもらいます。次に仕手はその正面に立ち、受手の両手を両手で持ちます。穏やかな気持ちで優しく空間全てを愛で満たして（愛魂をかける）受手の両手を引き上げます。

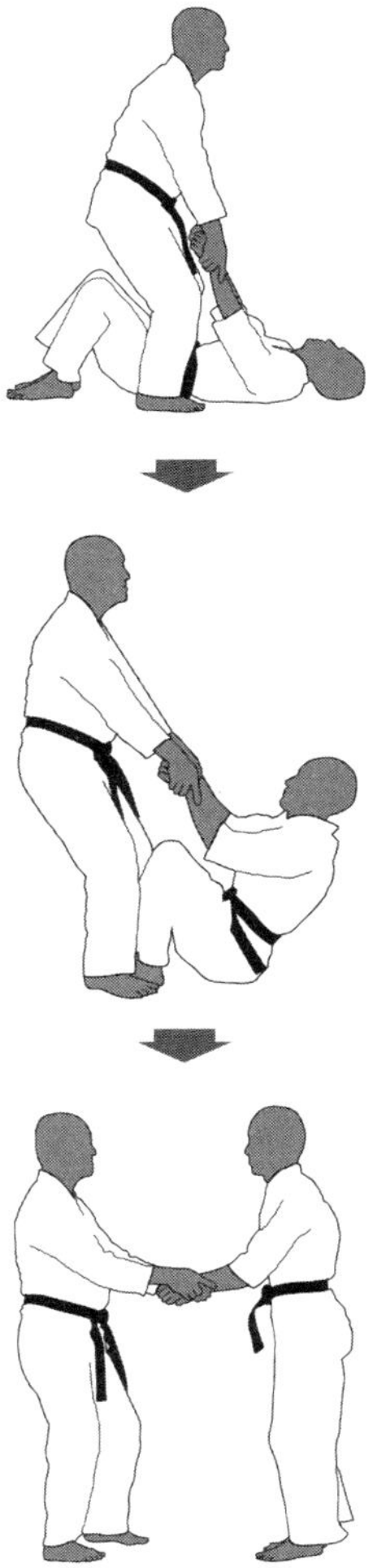

愛魂がかかっていれば、受手は身体ごと立ち上がります。愛魂がかかっていないか不十分であれば、受手は立ち上がりません。

◇腕押え上げ◇

仕手はうつ伏せで丸くなり片手を出します。次に受手はその側面に起坐となり、仕手の片手を両手で抑え込みます。穏やかな気持ちで優しく空間全てを愛で満たして（愛魂をかける）抑えられた手を上に持ち上げます。

愛魂がかかっていれば、受手は身体ごと浮き上がります。愛魂がかかっていないか不十分であれば、受手は動きません。

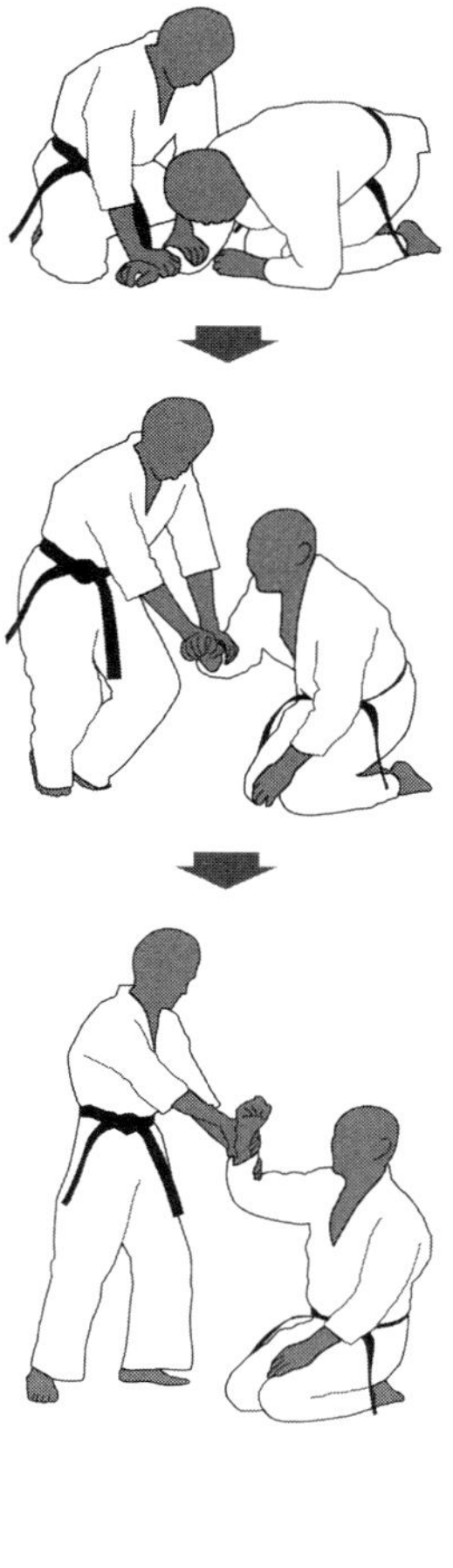

◇愛魂上げ◇

仕手は正座して両手を膝の上に置きます。次に受手はその正面に起坐となり、仕手の両手を両手で抑え込みます。穏やかな気持ちで優しく空間全てを愛で満たして（愛魂をかける）抑えられた両手を上に持ち上げます。

愛魂がかかっていれば、受手は身体ごと浮き上がります。愛魂がかかっていないか不十分であれば、受手は動きません。

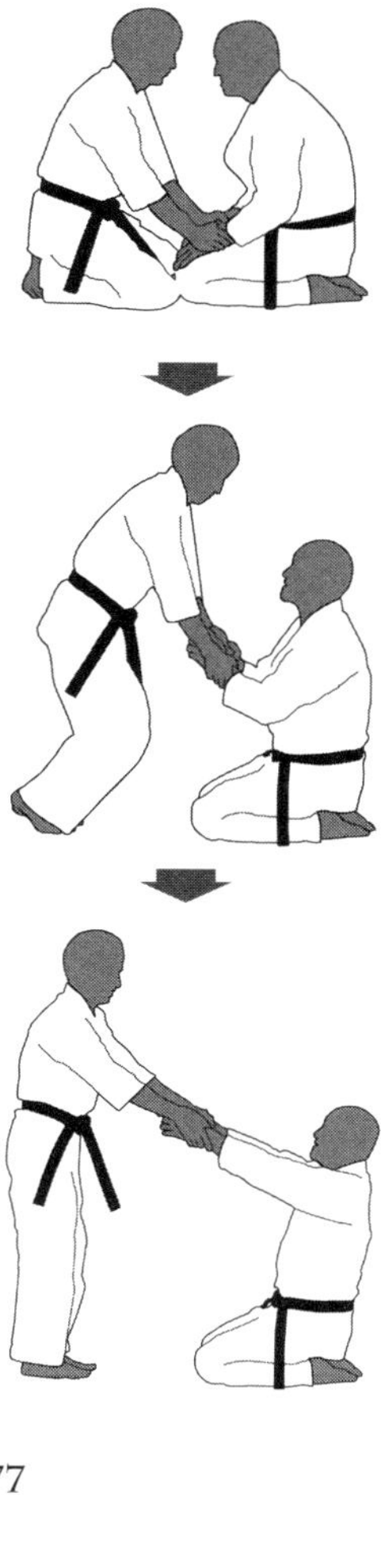

◇愛魂パンチ◇

受手に胡坐《あぐら》で座ってもらい両手掌を合わせて前に出してもらいます。次に仕手はその正面に胡坐で座ります。穏やかな気持ちで優しく空間全てを愛で満たして（愛魂をかける）受手の両手掌を拳で軽く突きます。

愛魂がかかっていれば、受手は後方に転がります。愛魂がかかっていないか不十分であれば、受手は動きません。

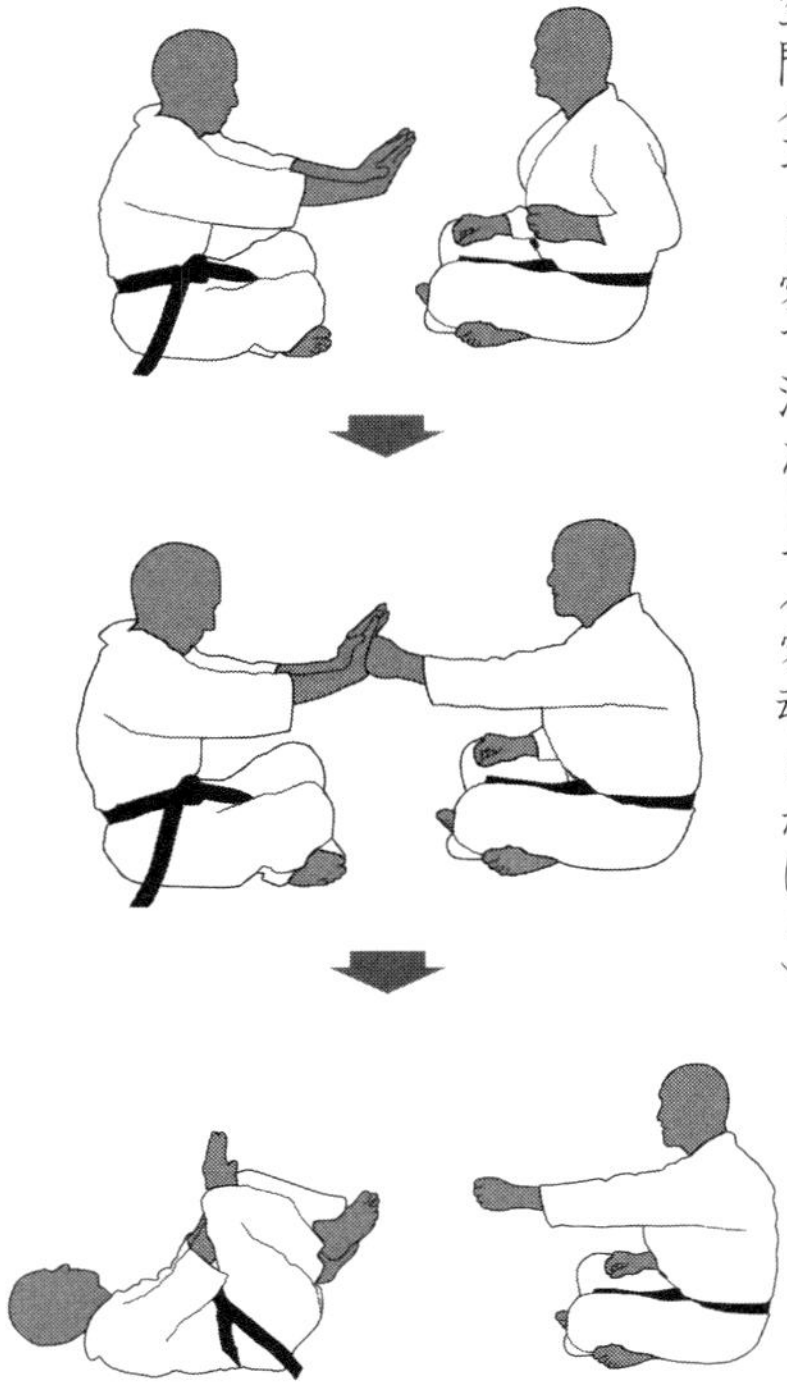

◇腕はがし◇

受手に仰臥位で寝てもらい、胸の前に両腕を十字に組みます。仕手はその側面に立ち、受手の両手を両手で持ちます。穏やかな気持ちで優しく空間全てを愛で満たし（愛魂をかける）受手の十字に組まれた両手をはがします。

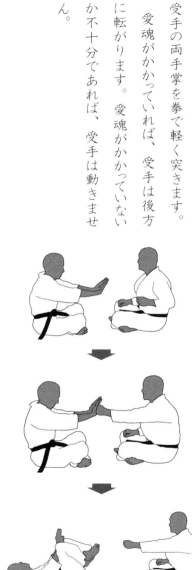

愛魂がかかっていれば、受手の両手は解かれます。愛魂がかかっていないか不十分であれば、受手の両手は解かれません。

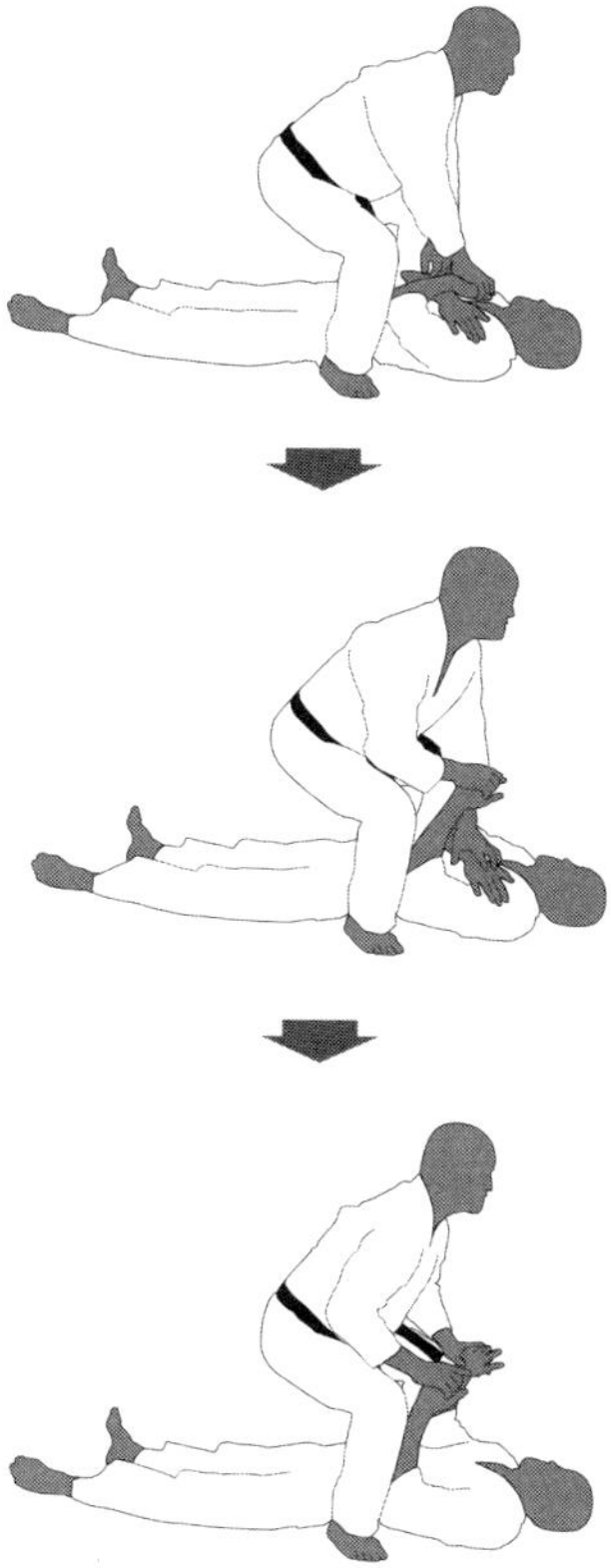

◇亀返し◇

受手はうつ伏せで丸くなり亀状態になります。次に仕手はその正面に起坐となり、仕手の背中側面に両手を添えます。穏やかな気持ちで優しく空間全てを愛で満たして（愛魂をかける）添えた手で押します。

愛魂がかかっていれば、受手は身体ごと軽く転がり崩れます。愛魂がかかっていないか不十分であれば、受手は動きません。

◇手刀切り下ろし◇

仕手は立位で手刀で上段に構えます。次に受手はその正面に立ち、仕手の上段の手刀を下から支えます。穏やかな気持ちで優しく空間全てを愛で満たして（愛魂をかける）仕手は手刀を切り下ろします。

愛魂がかかっていれば、仕手は手刀を切り下ろせます。愛魂がかかっていないか不十分であれば、仕手は手刀を切り下ろせません。

どの技も単純な一動作の構成です。相手を崩そうとか相手を倒そうとかといった考えが少しでも

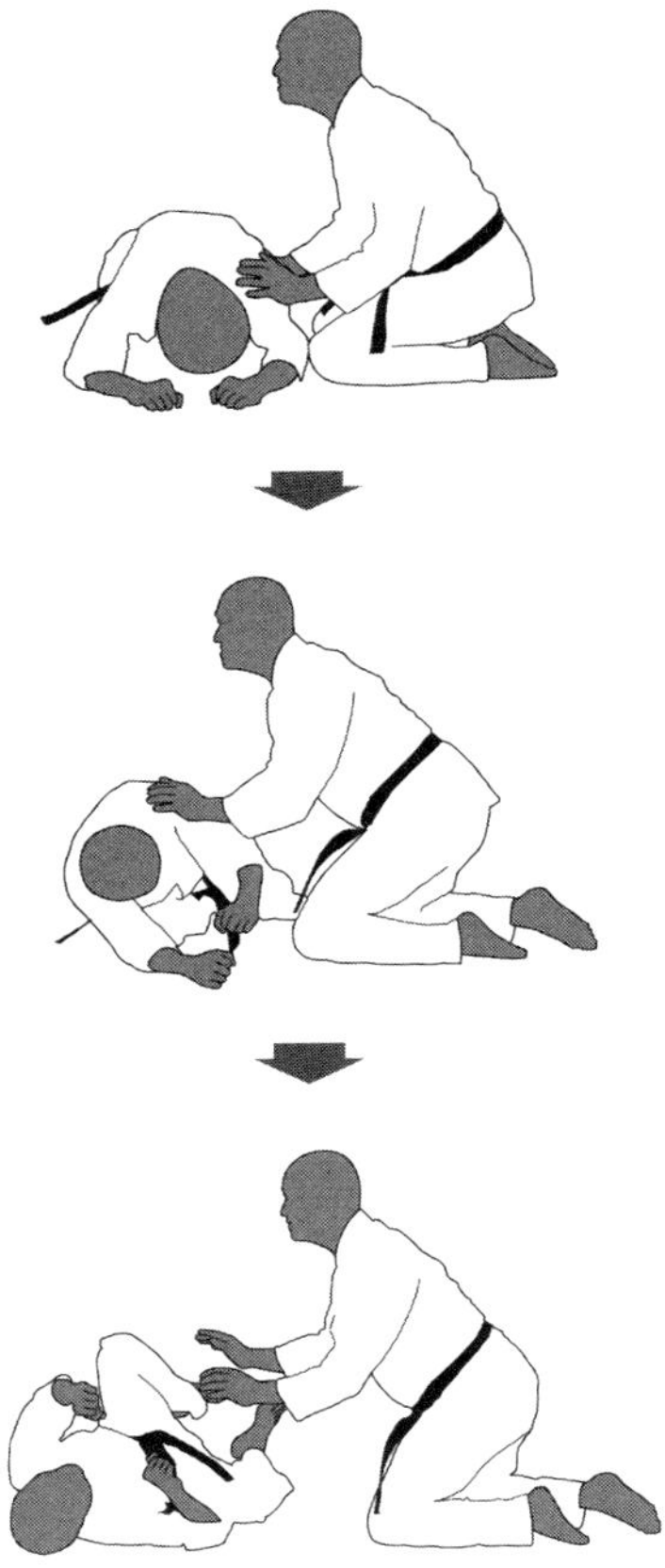

頭をよぎると愛魂はかかりません。自分の空間と相手の空間さらにその間の空間全ての空間を愛・優しさで満たします。穏やかな心・気持ちのまま一動作をするだけです。そこでは相手とか自分とかを分ける必要すらなくなります。

なぜなら、既につながっているからです。

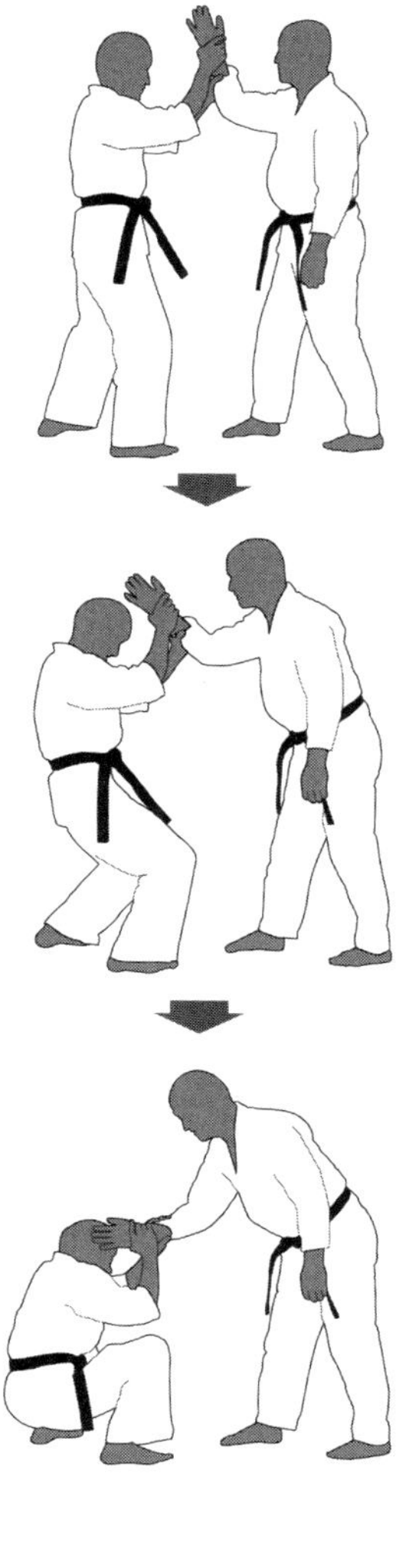

初級稽古クラス

受け身と合気道の技を習います。受け身を習うのは、稽古中に崩されたり投げられたりすることがあり、その際に怪我をするという危険を回避するためです。

合気道の技を習うのは、技を知らないと技の手順に追われてあたふたしてしまい、愛魂どころではなくなってしまうからです。

○冠光寺流柔術稽古

◇第一段階◇

動作は事前に約束され決められた動き、つまり「型」という約束相対稽古です。

静止状態の相手に技をかける、もしくは静止状態の相手から技を解くといった、少し複雑な動作をしつつも高次元とのつながりを切らないようにする、切れてしまった場合はつなぎ直せるようにする稽古です。

◇第二段階◇

動的状態での約束相対稽古に進みます。動く相手に技をかける、もしくは動く相手からの技を解くといったより複雑な動作をしつつも、高次元とのつながりを切らないようにする、切れてしまった場合はつなぎ直せるようにする稽古です。

◇第三段階◇

自由攻防稽古の「乱取り」があります。相手がどう動くかわからない、突きがくるか、蹴りがくるか、投げにくるか、何がくるかわからなく予想できないといった状況、不確定で精神的負担の大きい中においても高次元とのつながりを切らないように対応する、切れてしまった場合はつなぎ直すという難易度の高い稽古です。

これらの技においては全て一動作ずつ身体操作の合気をかけてゆっくりと丁寧に行います。身体操作の合気がかかっていればスピードは必要なくなります。それができたら愛魂も併用して稽古します。

稽古の目的

冠光寺眞法活人術クラスの稽古も冠光寺流柔術稽古もその目的は、相手を崩すとか投げるとかといったところにはありません。稽古の目的は「愛魂」を常態となるようにすることで、愛魂をかける練習です。投げる・崩すといった結果に心奪われて目的を見失ってはいけません。

冠光寺流柔術稽古であれば場合によっては、合気によって相手を崩す・投げる・取り押さえるといったことに焦点を当てる稽古もあるでしょう。しかし、そこだけに焦点を当てて稽古することは、相手を制圧する・服従させる自己満足になりかねません。

活人術クラス稽古においても冠光寺流柔術稽古においても、技の技法を習練しているのでもその技の修得を目指しているのでもありません。状況・環境の難易度を変えて「愛魂修得」の稽古をしているのです。

○愛魂修得の絶対必要条件

それは身体を健康にして生活することです。冠光寺眞法の「愛魂」というと、身体的修養というより精神的修養・霊的修養といったスピリチュアル的要素として捉えている向きが多いかもしれません。それも間違いではありませんが、それが身体の健康を二の次でよい、疎かにしてよいという理由にはなりません。

そもそも健康な身体なくして、精神的安定も霊的向上ものぞめません。この点は本書で最も大切な内容となるため、以下の教程4で詳しく解説します。

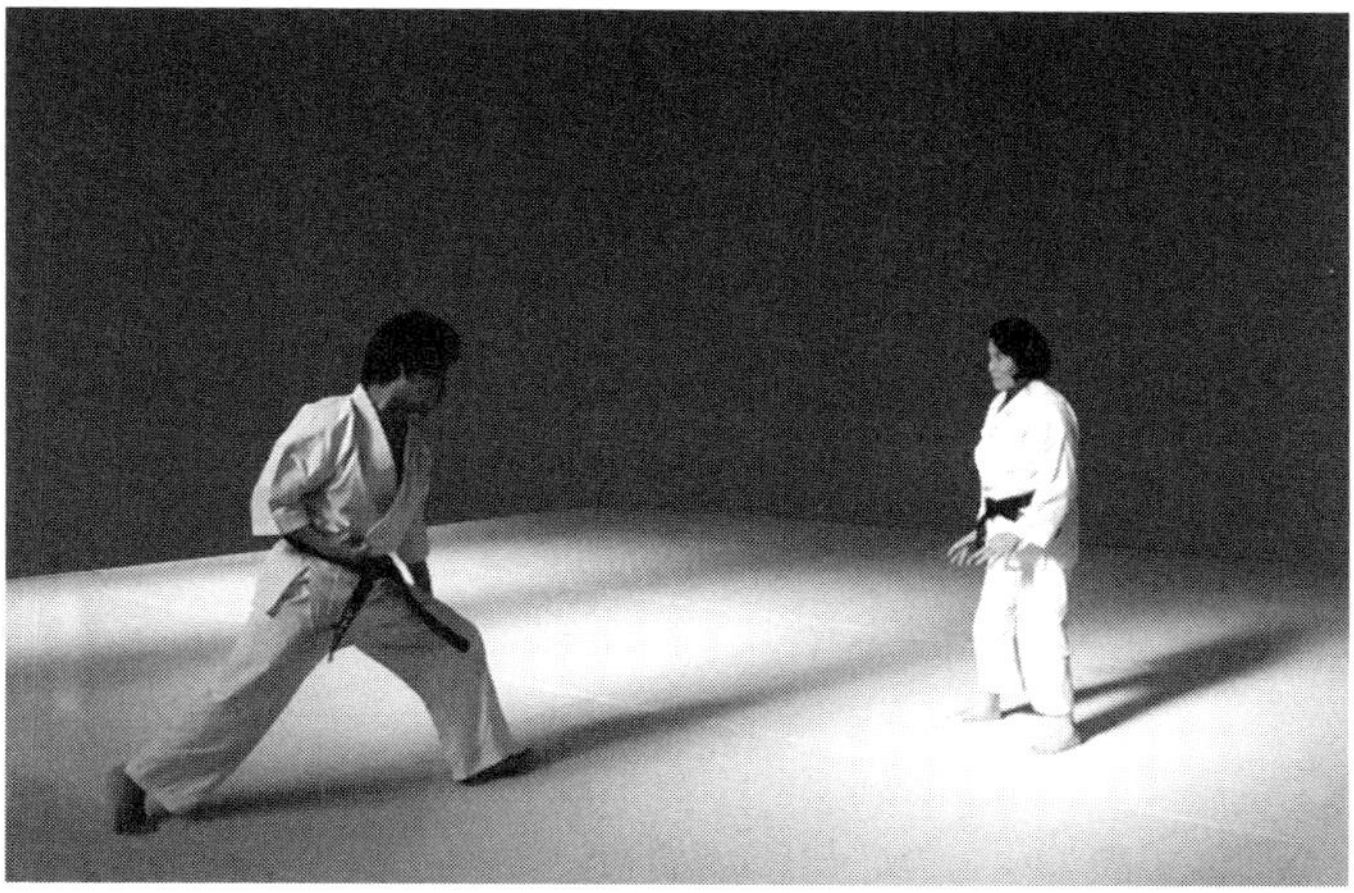

教程4　愛魂獲得の準備

この教程では、最も大切なことを伝えます。

社会生活を送り生きていくことにおいて最も大切なことは、幸せに暮らせているかということなのです。そして、そのための基礎を与えるのは健康な身体です。

今から、嫌がられたり嫌われたりするかもしれないことを伝えなければなりません。

実は、冠光寺眞法の愛魂の修得に限らず、身体を動かすピラティス・ヨガ・太極拳といった健康志向の教室でも、水泳・ジムトレーニング・バレーボール等スポーツクラブはもとより、精神的意味合いが強い自己啓発セミナー・座禅・瞑想にいたるまで、参加者にはとても健康とは呼べない状態の方が多く見られます。

これは一体どういったことを意味するのか、真摯に受け止めていただきたいのです。健康とは何ぞやという説明の前に、より深い理解のためまずヒトとは何ぞやといったところから理解していただけたらと思います。

○ヒトとは?

◇ヒトは何でできているか?◇

水
塩
タンパク質
少量のミネラル

これはヒトの肉体の組成を示しています。これらは計測可能な成分に過ぎません。これらの成分を持ち寄ってもヒトを作り出すことはできません。

◇ヒトは４体でできている？◇

多くの方が驚かれるかもしれませんが、人間、つまり「ヒト」は以下のような４体から構成されています。これらは４体の別々のパーツとして存在するものではありません。４体でひとつであり、共に関連し影響し合って成り立っているのです。

しかし、一旦このように分けて考えてみると「ヒト」が理解しやすくなると思いますし、この４体は、ヒトの構成要素ともヒトの能力とも捉えることができます。

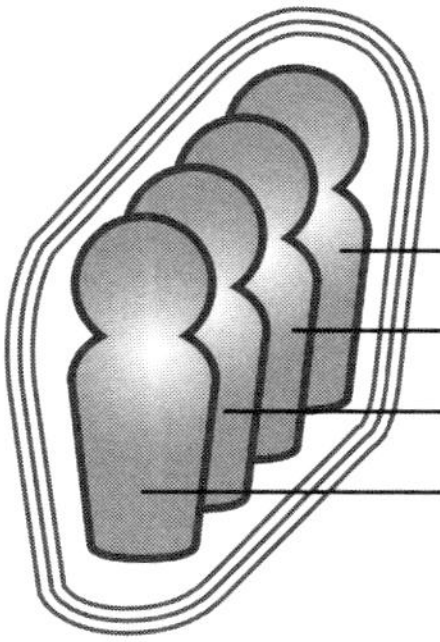

1．肉体（実体）

肉体の特徴を素材で表現すると、水と塩と蛋白質と少量のミネラルから生る《な》「水袋」といえます。

さらに、目で捉えることや手で触れることができますので、体重や身長など各種の計測が可能であり、その存在は誰もが認知しています。

このことはとても大切なことで、エックス線・CT・MRIといった物理検査や血液検査といった化学検査などメーカーによって開発された多種多様な計測方法を用いて、医学では肉体の状態の把握に努めています。

2. 氣（生体エネルギー）

上丹田・中丹田・下丹田から開放される「エネルギー」で「氣」ともいわれています。一般的には計測は不可能とされ、その存在も一般的に誰もが認知しているものではありませんが、一部の方の中には感覚確認・視覚確認ができる方がいるようです。

著者の認識では、生体エネルギーと一言でいい表していますが、身体内部を廻る氣と身体の外部を取り巻く氣、その他の氣などがあるのではないかと考えています。

3. 意識（脳）

脳の働きにより生み出される「意志・記憶・智慧・情感」といったものです。計測は不可能なものと可能なものがありますが、その存在は脳の「能力」として誰もが認知しています。ここには、「こころ」と呼ばれているものは含みません。

4．魂（霊）

生きているときが「魂」で、死ぬと「霊」と呼ばれています。「エーテル体・アストラル体・メンタル体・コーザル体」といった霊的エネルギーともいわれています。計測は不可能ですが、その存在の有無はともかく一般的に広く認知されています。

〇 四種の教育

ヒトを4体に分けて捉えることの発想は、佚斎樗山の『猫の妙術』をヒントにして筆者自身が思いついたものですが、実は既に古より先人達が実践していたことが後になってわかりました。教育という言葉では表現されてきていませんが、その内容は前記の4体に対してのもので「体育・氣育・智育・徳育」といったものです。

明治時代に福沢諭吉の著書『学問ノススメ』1872～1876によって「三育」が紹介されたことで、日本国内に教育が三育として広がったといわれています。

三育というのは、イギリスの学者ハーバード・スペンサーが著書『教育論』（1861）で示した子供に対する教育の考え方です。スペンサーは教育の基本を「知育・体育・徳育」の「三育」であると説いていますが、それは次のようなものになります。

1．体育

現在では初等中等教育終了までに「身体を動かすという経験」の中において「身体能力、態度、知識・思考・判断」などを定着させる上で、重要な教育と考えられているようです。

本書では単に肉体を育てる、成長させることと定義します。成長という表現がとても大切ですので覚えておいてください。何を成長させるのかというと、肉体なのです。その肉体の構成は以下の如く植物器官と動物器官からなりますので、それぞれの成長が必要なのです。

基礎構造体（植物器官）

ヒトの生命活動の根本に係わる器官で、この器官の成長・機能向上・機能維持は生理移動（2足直立歩行）によってのみ実現されます。

運動構造体（動物器官）

ヒトの移動に係わる器官で、飛んだり跳ねたり走ったりすることでこの器官が発達します。

つまりスポーツ等で身体に負荷をかければかけるほど、筋力・体力などが強靭に発達します。

両器官の同時育成

スポーツや競技化した武道には存在しませんが、古より連綿と受け継がれた古流武術にはこの両方の器官を同時に育成する方法が存在します。武術流派によりその方法や呼称はまちまちですが、身体の鍛錬法・操体法という意味では同じです。

2. 氣育

生体エネルギーを養うこと、生体エネルギーのことを「氣」とも表現します。「古流武術・易筋経・ヨーガ・気功・内観法」といったもので養います。方法や呼称はそれぞれ違いますが、内面の操作法を通じて氣を練りコントロールするという意味では同じです。

3. 智育

次の４項目を育成することが智育となります。

・意志

自分の意志による判断力・決定力を養います。巷に溢れている自己啓発セミナーのほとんどは、この力を向上させるためのものと思われます。

・記憶

まず知識を身につけます。学校学習が代表するように、多くを学ぶことで基礎知識を身につけ、考えることを学び、実学をとおして教養にまで高めます。

・智慧

物事の本質を見極める力である思考力を養います。更に脳での思考だけではなく、身体と連動させ体験させることにより養います。

・情感

趣味や実生活のでき事をとおして、感情・心情などの感受性を高めたり、そのコントロールを会得したりして、内面をより豊かにします。

4．徳育

魂の霊性を高めます。「五常（五徳）・三徳（儒教）・三徳（仏教）」の他、「仁・義・礼・智・信」でも「智・仁・勇」でも「智・断・恩」でも、どれでもかまわないと思います。実生活において実践することこそが大切で「徳」を積むことにより魂を高めます。

○基礎知識

◇動物とは◇

移動・捕食・生殖という行動を動物の三大生理要素といいます。

動物は太陽光といった自然エネルギーを自らの体内で生命活動エネルギーに変換することができません。そこで捕食した食物を体内に内蔵されている消化器官で生命活動エネルギーに変換して生きている種族といえます。

その種族の移動様式を使用して捕食のための移動をします。この移動こそ動物が動物たる活動です。捕食活動には積極的な攻撃性の一面も持ち合わせています。

◇植物とは◇

代謝（吸収・循環・排出）生殖という機能を植物の生理要素といいます。

地球という環境の中、太陽光とどこにでもある簡単な無機物・水・二酸化炭素を基にして合成能力（光合成など）により自ら生命活動エネルギーを生産して四大環境要素である「地・水・火・風」をあますところなく利用し、身の回りの環境を受け入れ、在るがままに生きている種といえます。

一部を除いてほとんどの植物は、捕食という形をとらず外部環境を受け入れることから、積極的な攻撃性は有していません。

動物と植物という表現は伝統的な生物界の二分法ですが、動物の体内のある部分を動物性器官、ある部分を植物性器官と表現する「生物史学考察」と呼ばれる学問があります。それによれば、人間の身体器官は以下のように分類されます。

◇動物性器官◇

1．体外の刺激に応ずる受容系器官

感覚系器官　　眼・耳・鼻・舌・皮膚

重力定量系器官　　顎骨・四つの重力定量器・骨盤環機構

2．刺激を導く伝達系器官

神経系器官　　中枢神経系・末梢神経系

3．動物性を実現する実施系器官

移動系器官　　筋肉系・骨格系

捕食活動のために、地表で重力に抗って移動するための器官です。感覚・運動に関わる器官で、この器官は活動エネルギーを自前で獲得できないため植物器官からの供給に頼ります。動物として進化・複雑化していく過程で、徐々に植物性器官に対しての介入度を高めていきます。その最も代表的な機関が「脳」です。

◇植物性器官◇

1．栄養を取り入れる吸収系器官

消化系器官　口－咽頭－食道－胃－小腸－大腸
　　　　　　唾液系・膵臓・肝臓
呼吸系器官　鼻－気管－肺－胸郭

2. 栄養を全身に配る循環系器官
脈管系器官　心臓－血管－リンパ管

3. 産物を外に出す排出系器官
泌尿系器官　腎臓－膀胱
生殖系器官　性細胞－生殖器

代謝・生殖という生命活動そのものを営む器官です。動物性器官により捕食された食物を合成能力（消化能力）により生命活動エネルギーに変換し、自らの植物性器官だけでなく動物性器官にも栄養として供給しこれを生かし保全しています。その最も代表的な器官が「心臓」です。

基本的には自律神経（植物性神経）によって働き、脳（動物性神経）の支配は受けない不随性活動ですが、神経は植物性・神経動物性神経ともに植物性器官・動物性器官に相互介入しあっているので、場面・状況によっては動物性器官のコントロールを受ける植物性器官も多く存在します。

◇共生◇

動物性器官と植物性器官という性状の異なった二種の生物が、一個体内で「共生・共存」しているという考え方ができます。

西洋ではアリストテレスを創始者とし18世紀のザビエル・ビシャーを経て日の目を見ましたが、20世紀における科学や医学の発達に伴い忘れ去られようとしています。東洋では陰陽五行説がこれにあたり、陰が植物性器官で陽が動物性器官にあたることは古くから認められています。

20世紀ドイツの哲学者ルートヴィッヒ・クラーゲスにより、「生」の根本問題の解決のカギがこの「共生」という考え方により提示されることになりました。また近年では、脳死問題・臓器移植問題などで再び医業の現場でもこの考え方が日の目を見るに至っています。

ヒトは約120兆の細胞で生命活動をしているといわれています。ヒトを構成しているのは約120兆の細胞で、半数の60兆は腸内細菌といわれています。これはすでに確認されている「共生・共存」に他なりません。

◇植物状態（植物人間）◇

脳の障碍により脳機能の停止に伴い動物性機能が脱落し、植物性機能のみで辛うじて生存が保たれている状態が「植物状態」に他なりません。現代では、人工栄養・人工呼吸器等の発達により長期生存が可能となりました。

単に植物のように動けない状態であることから植物状態というのではなく、植物性器官のみで生存していることからこう呼ばれています。

○感情

◇動物の感情◇

ヒト以外の動物にも「感情」が存在しています。

◇植物の感情◇

結論からいうと、植物には「感情」は「あるとはいえない」し「ないともいえない」となります。

古くから数多くの科学者により「植物には感情があるのか？」という疑問に対して、それぞれの科学者の期待を込めて研究実験がなされてきましたが、現代の測定機器や計測方法では何らかの反応の確認はされるものも、その反応が感情によるものなのかどうかの確認はできていません。

身近でわかりやすい例として、プランターに植えられた観葉植物を思い浮かべてください。ここではプランターで育てられることが植物の生理としてどうなのかは問われていません。あくまでも、例の一つです。

夏の日差しの中、葉一面に太陽の日を受けて植物は活発に光合成を行います。二酸化炭素を取り入れ酸素と水分を排出します。日の当たるうちは休むことなく反応して光合成をし続けます。夕方には植物はしなびています。そこで水をあげます。翌朝にはしなびた植物は元の元気な姿に戻っています。毎日この繰り返しです。

一週間ほど留守にして水をあげることができなかったとしましょう。

植物は根からの水分の供給があろうがなかろうが、日中日差しが当たればお構いなしに光合成を行います。反応だからです。自分の身体から光合成によってドンドン水分が排出されても止められません。結果、しなびて枯れてしまうでしょう。

自らの身体の必要保水量を失っても苦しいから光合成を止めるという判断は、脳がない植物では起きないと思われます。日が当たりすぎて暑いのは嫌だとか、腹立つとかいった感情があるかどうかは確認しようがないのです。

◇ヒトの動物性器官の感情◇

結論からいうと、動物性器官の感情は存在します。

まず感覚器として眼・耳・鼻・舌・皮膚での受容反応が発生しますが、この時点では反応情報だけであり感情の発生はありません。その情報が脳に送られてそこで思考処理されて初めて感情が生まれます。つまり、感情とは脳が生み出す思考後の産物といえます。

感情の発生と程度さらに理解は総て脳の後天性獲得（学習）によるものなので、生まれ育った地域の文化・風習・家族等の影響を受けます。

◇ヒトの植物性器官の感情◇

結論からいうと、植物性器官の感情は「あるとはいえない」し「ないともいえない」となります。

消化管に食物が入ると胃酸が分泌されたり、消化吸収されたりしますがそれらは反応です。呼吸によるガス交換も、月に一度の排卵も、精子が生産されるのも、外部から細菌・ウイルスなどが侵入したときに免疫が働くのも、全て反応でありそこに感情はありません。
しかし、ないということも証明されていません。

○こころの定義◇

◇こころとは何か◇

こころの定義を考えるとき、日本語では場合・場面によってその持つ意味が違った解釈で使用されているといえるのではないでしょうか。

「頭で考えるのではなく、こころで感じ取りなさい」

といった場合、ここでは頭は直接脳のことを指していますが、心は別の存在を示唆しています。

「心して問題にあたれ」

といった場合では、覚悟を決めるとか熟考して決めるとかいった意味で使われており、ここでは脳の生み出す意思のことを表しています。

◇意思を司る脳◇

解剖学的に見てヒトには第一から第三までの「脳」があるという考えがあります。

・第一の脳は、境界層です。

単細胞時代（アメーバ・細菌）に個体と外界を区別するための最外層である境界層（細胞）、ここが外敵とか餌とかを区別（判断というより反応）して個体を保全し生命活動をしていました。ヒトでは「皮膚」として存在しています。皮膚感覚には触覚・圧覚・冷覚・温覚・痛覚等が知られていますが、それ以外にも原始感覚受容器と呼ばれる計測できなく数値化できない感覚受容器が数多く存在しています。

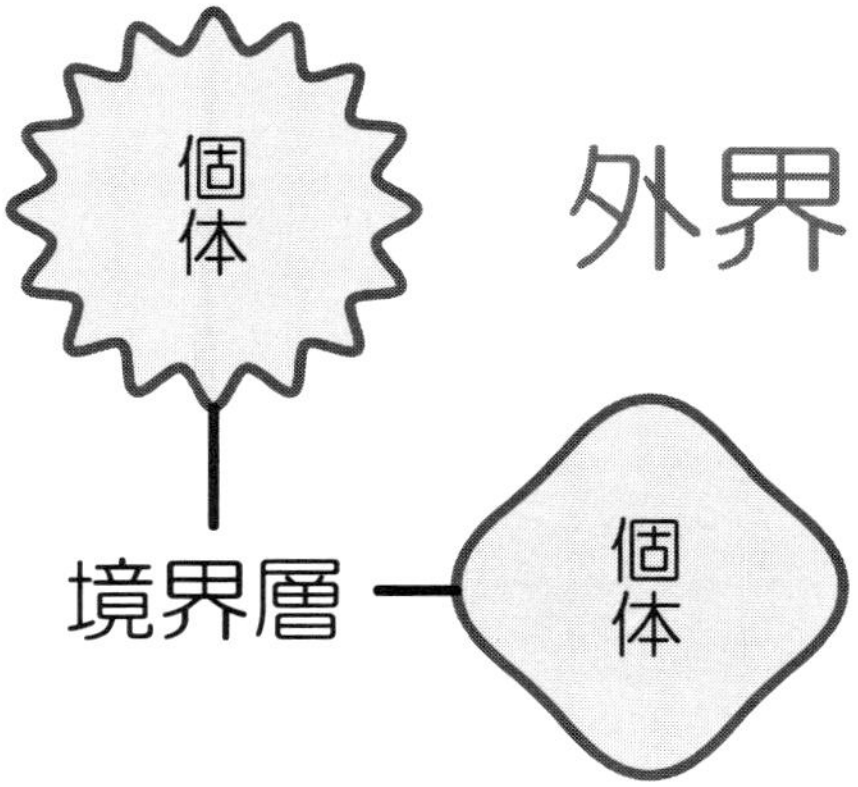

・第二の脳は、消化管です。

単細胞時代から少し進んでイソギンチャクのような形態では外界に解放され外界と大きくつながっている消化管が捕食したものを受け入れるか吐き出すか、ここも判断というより反応して生命活動をしています。ヒトでも食物として適していないものを捕食した場合には、消化管の判断・反応で下痢を起こし体外に強制排出します。

さらに「ホムンクルスの小人」の図からわかるように、消化管の入口である唇と舌が現代人の脳と密接につながりその役割の大きさを見て取れます。

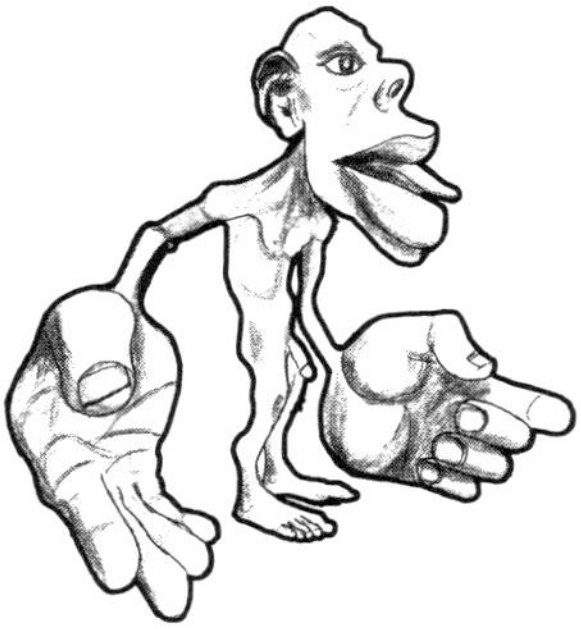

・第三の脳は、動物に存在する脳神経組織いわゆる「脳」です。動物性器官の誕生とともに動物性伝達神経系が発生し、次にその一部が肥厚し中枢神経系の脳に発達していったものです。

その役割は単純にいってしまえば、経験をデータとして保存するためのメモリーといえます。その次に、データの保存だけでなく眼（視覚）・耳（聴覚）・鼻（臭覚）・舌（味覚）・皮膚（触覚）といった感覚器から集められた膨大な量の情報の分析解析といった思考をする場に発達していきます。

さらに「感情・心情」といった「情」の世界を生み出し、六欲にまで至っています。

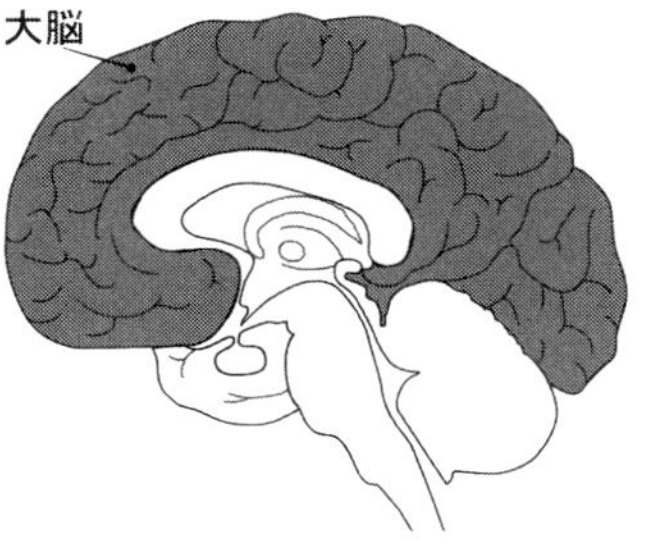

◇こころについて◇

身体を構成する動物性器官や植物性器官の何かしらが身の回りの何かしらに反応したとき、その瞬間を「心の発動」と表現できるのではないかと考えます。つまり「こころとは反応そのもの」ととらえるのです。

◇動物性器官のこころ◇

この理屈でいうと先に挙げた五感のどれかが反応したときがこころの発動ということになりますが、動物性器官ではその情報はすぐに脳に伝達され脳内で処理されてしまいます。すると心情とか感情といった脳が創り出したものになってしまいます。

では脳処理以前の反応はというと、それは「本能」と呼ばれています。

例えば焼けたフライパンに手が触れてしまったとき、咄嗟にパッと手を引っ込めるのは反射という反応で本能的な動きと考えられています。この時点では脳は介入できていません。脳が介入できるスピードではありません。

その後に、触れると危険とか触れると熱いとか恐怖心として情報を記憶（メモリー）させることこそ脳の仕事であり、身体保全のための大切な働きです。

さて、反射でひっこめた手に次の瞬間意識が向かいます。手に怪我はないか火傷はしていないかなど、手の状態に意識が全集中しています。これはある意味、手にこころが囚われている状態といえます。

◇植物器官のこころ◇

動物性器官の反応は五感を主として使い、外界からの何かしらに対して反応するのですが、植物性器官の反応は外界とか個体内の区別なく全ての何かしらに対して向けられています。つまり森羅万象に対して反応することといえるでしょう。

これらの反応はいちいち動物性器官の脳には伝達されません。つまり心情とか感情とかの発生はないと考えます。

もちろん脳に伝達されるときもあります。その例を挙げると、膀胱が尿でいっぱいになったときのことです。しかし、人間社会では排尿はどこでもいいというわけにはいきません。場所を選びます。このようなときには、トイレに移動するのに動物性器官の助けを借りなければなりません。膀胱がいっぱいなのが脳に伝わると尿意として理解し、トイレに移動して用を足すわけです。植物性器官の反応は普段は認識できず、脳と連動したときにその反応の認識ができるといえます。

◇こころの居場所◇

反応した器官がこころの居場所と考えています。

反応器官はよく知られた神経系の受容器だけとは限りません。先に挙げた原始感覚受容器もあれば第六感と呼ばれるものもあります。

反応している反応器官が移り変われば、こころの居場所も刻々と変化するといえます。強烈に反応した場合では心を奪われたとか居着いたとか表現されますし、意識の固着化の場合もありますが、そこにしか反応できなくなっている様子は見て取れます。

まさにそこにこころがあります。

森羅万象の氣とか魂といった何かしらに、こちらの身体・氣・意識・魂の何かしらが反応するような場合もあります。

またその伝達方法もいろいろです。「有線と無線」という概念が有効です。どんなものにも、目に見えるつながりと目には見えないつながりが当たり前に存在するという考え方です。

◇反応受容器の反応物質とは？◇

反応受容器では何が反応するのでしょうか？

ヒトは成人でその体内の60％以上が水です。大きく分けると、細胞外水と細胞内水という形で存在しています。細胞外水は自由水と呼ばれる水で、クラスターが小さく流動性が高くなっています。細胞内水は結合水と呼ばれる水で、エネルギーが小さくクラスターが大きい水で、他の物質と結合（反応）しやすい水です。

結合対象は物質だけとは限らないかもしれません。実は水という物質の性状はいまだほとんど解明されておらず、謎だらけということがわかっています。ここに何かしらの秘密が隠されているような印象を持っています。

◇こころの入口◇

動物性器官の感覚器、眼（視覚）・耳（聴覚）・鼻（臭覚）・舌（味覚）は頭部に集中し、直接脳とつながる感覚受容器の入口といえます。

植物性器官（消化管）の入口である前端露出部は顔面にあります。

解剖学的には腸（消化管）が鰓腸とよばれる鰓になり、さらに顔面の表情筋へと変化していきます。つまり顔の表情は植物性器官の表れといえます。

さらに鰓腸腔の一部が鼻腔、口腔、喉頭腔に変化します。声帯は植物性器官が基で発生しています。だからここから発せられる音（声）は脳の介入がない場合には「言霊」というのでしょうか。鼻腔の奥には隣接して自律神経（植物神経）の中枢とされる視床下部があり、視床を経て大脳とつながる大切な場所です。顔面は植物性器官のこころ、動物性器官のこころの両方に直接働きかけることのできる場所といえます。

生前、インドの聖人マザーテレサの挨拶は両手で相手の顔を包み自分の眉間を相手の眉間に重ね合わせるようにして、必ずここから始まりました。「愛魂」が見て取れます。唯、ひたすらに優しく美しい作法といえるのではないでしょうか。

◇こころと神◇

この世界における森羅万象の出来事（反応）は、ヒトの脳で理解尽くせるものではなく、またコントロールできるものでもありません。介入できない大自然の反応（大自然のこころ）を畏怖・畏敬の念を持って「神」と表現したのでしょうか？

動物性器官と植物性器官の共生という見方をしていく中で、次のように考えてみます。

・神はあなたと共にいる
・神（植物性器官のこころ）はあなた（脳）と共にいる
・ヒトの身体に神は宿っている
・ヒトの身体（動物性器官）に神（植物性器官のこころ）は宿っている

こうすることで、「身体の中にある小宇宙・自然」として「神」を解釈できるのではないでしょうか。あるいは、身体（動物性器官）の中に小宇宙・自然（植物性器官のこころ）があると、解釈してみてもよいでしょう。

○まとめ

◇動物性器官・植物性器官 どちらが主でどちらが従か？◇

極めて発達したヒトの脳から見れば思考力を有する我（脳・動物性器官）こそが主であり、その他は従ということになるでしょう。

しかし、生命活動エネルギーを産生できる腸（植物性器官）から見れば、そんなことはどうでもよいことではないでしょうか。あるがままを受け入れる植物性器官にとっては主も従もありません。

慈悲を説いた釈迦も、慈愛を説いたキリストも、慈恵を説いたムハンマドも、脳が活躍しすぎて暴力的・攻撃的になりすぎた人々に、植物のように攻撃的にならずありのままに生きようと、その内なる植物性器官に対して訴えていたのではないかと思えてなりません。

もちろん、それに賛同してくださる方々は決して多くはないでしょうが、キリストが伝えた活人術である「冠光寺眞法」における基本中の基本である「初伝十ヶ条」の各項目を次のように解釈できることからも、あながち的外れな考えではないと信じます。

活人術第一ヶ条：損なクジを引く＝植物は自ら選ばない
活人術第二ヶ条：しもべになる＝植物は食物連鎖のしもべ
活人術第三ヶ条：自分の気持ちの中に何も留め置かない＝植物はこだわらない
活人術第四ヶ条：朝、目が覚めたら手を合わせる＝植物は太陽と共に生きる
活人術第五ヶ条：物を活かす＝植物は四大元素を活かす
活人術第六ヶ条：人を見たら神様と思う＝人の中には神様（植物のこころ）がいる
活人術第七ヶ条：人に寄りそう＝共存・共生によって既に寄り添っている
活人術第八ヶ条：愛する＝既に大自然を愛している
活人術第九ヶ条：愛されていると思い込む＝既に大自然から愛されている
活人術第十ヶ条：あるがまま＝既にあるがまま

○ 健康とは？

◇勘違い

スポーツをしている方は一見健康的に見えます。しかし、実際には健康とは全く関係がないという と、多くの皆さんはきっと驚かれることでしょう。ですから、これはどういうことかということを、今から説明したいと思います。

スポーツに打ち込むと体力と筋力・持久力といった各種のスポーツに必要な力が付き、各種のスポーツをするための必要な能力が発達向上します。つまり、太極拳を頑張れば太極拳が上手になります。野球を頑張れば野球が上手になります。サッカーを頑張ればサッカーが上手になります。ランニングすればランニングが速くなります。ピアノを頑張ればピアノが上手になります。

しかし、それだけのことです。実は、これらの事実は健康になることとは何の関係もありません。

◇健康になることとは？◇

健康になることとは、生命活動に必要な身体の各種機能（能力）を高めることです。わかりやすく図解すると次ページの上図と下図のようになります。両者において、下の土台となる部分を基礎構造体、上の部分を運動構造体と呼びます。

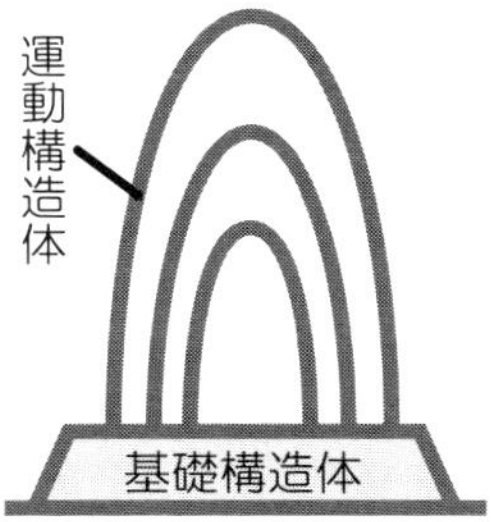

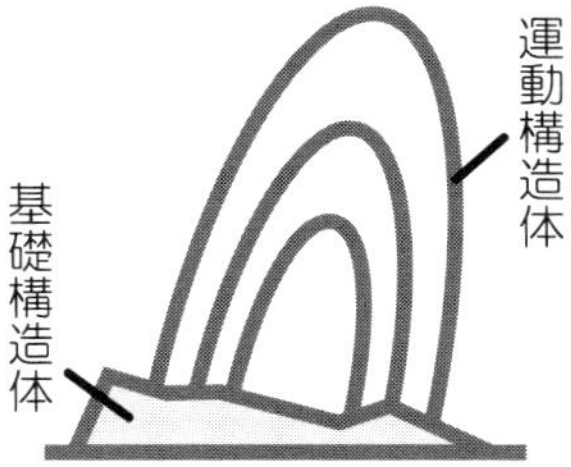

◇上図

下の部分の基礎構造体（土台）の機能が高くてしっかりしている人を健康といいます。基礎構造体の機能とは生命活動に関わる機能のことです。

上の部分の運動構造体は、運動をして身体を鍛えれば鍛えるほど運動能力がドンドン向上し身体もドンドン発達し強靭になります。

◇下図

下の部分の基礎構造体（土台）の機能が低くて歪な形の人を健康とはいいません。それでも上の部分の運動構造体は、運動をして身体を鍛えれば運動能力が向上し身体も発達し強靭になりますが、その限界は低く、ある程度で倒れてしまいます。怪我に泣く選手です。

では、基礎構造体の機能を高める方法とはどんなものでしょうか？

それは、「歩行」が唯一のものなのです。スポーツとかランニングは運動構造体に働き、基礎構造体には働きません。

現代の日本においては都市部ではもちろん田舎であっても、移動は自転車・車・電車等で成り立っており、ほとんどの人が歩行という移動をしていません。この事実は、普段歩行をしていない多くの方は40〜50％程度の機能でしか生きていないということを意味しています。人によっては、20〜30％程度の機能（社会生活が送れるギリギリ）でしか生きていない方も見受けられます。

歩行することによって基礎構造体の各種機能（能力）を90〜100％に高めることができます。その結果の状態を「健康」と呼びます。

◇生命活動の機能（能力）とは？◇

心臓・肺とか胃・腸・肝臓・腎臓とかといった内臓器を植物性器官、四肢・体幹といった運動器を動物性器官と呼ぶことは前項で説明しました。これらの全ての臓器と肉体が有する各種能力（働き）を「機能」と呼びます。

これらの機能を高める唯一の方法が歩行（移動の生理）です。ヒトでは「二足直立歩行」がこれにあたります。

人は新陳代謝によって3〜6年で身体中の全ての細胞が新しく入れ替わるといわれています。

人の身体は食べた物によって造られます。ジャンクフードばかり食べていると新しく作られる細胞はジャンクな細胞で、ちゃんとした食べ物を食べているとちゃんとした細胞になるというと、とてもよく理解していただけます。

人の身体は歩行によって造られます。歩行をしていないと機能の低い細胞で造られ、いっぱい歩行をしていると機能の高い細胞に生まれ変わります。

3年程歩行を続けると60％以上の細胞が新しく機能の高い細胞へと入れ替わります。さらに歩行を続けると、いずれ身体全身の細胞が機能の高い細胞で埋め尽くされます。この状態を高機能体、本当の意味で「健康体」と呼びます。

【健康獲得法1】

◇規則正しい生活を心掛ける◇

本当は、規則正しい生活と健康とは関係ありません。しかし、社会生活を送る中で健康を求めるには必要になります。

そこで何を心掛けるかというと、就寝時間と起床時間を決めることから始めましょう。

◇仕事がある日とない日のちがいは？◇

朝は何時に起きるか定時を決めましょう。それに合わせて夜は何時に寝るかも決めましょう。バイトや不定期な仕事の場合でも、朝何時に起きるか時間を決めましょう。それに合わせて夜は何時に寝るかも決めましょう。

最初はカレンダーとか手帳に書き込むのがよいと思います。習慣になれば苦ではなくなります。

・忙しさをいい訳にしない。

・寂しさに流されない。

・孤独に負けない。

これらは生活を乱されないための、最も重要な点と考えられます。いきなり毎日こなすのは難しいのですが、できた日を少しずつ増やすとよいでしょう。

【健康獲得法2】

◇安全な食事◇

動物の3大生理の一つ「捕食」の生理です。

ジャンクフードを止めましょう。身体は食べた食物で造られます。ジャンクフードを食べていれば造られる細胞はジャンク細胞です。ちゃんとしたものを食べていれば作られる細胞はちゃんとした細胞です。

よくいわれる腐らないもの、腐りにくいものはジャンクフードと思ってよいでしょう。放っておくと直ぐに腐ってしまうものを食べましょう。

自炊されている方にとっては当たり前かもしれませんが、自炊されていない方は気を使ってみてください。

【健康獲得法3】

◇とにかくよく歩くこと◇

動物の3大生理の一つ「移動」の生理です。歩行量の目安は43分間の連続歩行を毎日1回することです。

健康のための最低必要量であり、基準は歩行距離ではなく歩行時間です。地面の上を自分の脚で歩行して下さい。

ジムなどに設置してあるトレッドミルのような歩行器での歩行は、地面の上を歩行するときに使用する筋肉・骨格とは全く違います。機械上の歩行では無駄に心臓に負担がかかるだけで、歩行の効果は全くないことを知っておいてください。

現代日本では、ほとんどの人が歩行が足りていません。歩行は健康な身体を造り維持するために、食事をしたり呼吸をしたりすることと同じぐらい必要不可欠な行動です。最初は疲れますが、続けているうちに慣れてしまいます。そのうち歩行しない日は物足りなく感じるようになります、そうなったら習慣化した証です。

【健康獲得法4】

◇恋愛をしましょう◇

動物の3大生理の一つ「生殖」の生理です。

子孫を残すための「生殖行為」としての生殖だけを指すのではありません。プラトニックな恋愛感情から始まり肉体関係は勿論、子育てから更に子育て終了後の配偶者もしくは異性との関係までを含む総括的なものです。個人のプライベートの話なので口にすることはタブー視されがちですが、実は異性との豊かで良好な関係は年齢を問わず健康と大きく関わっていると知っておいてもらいたいと思います。

教程5　愛魂を武術に取り入れたい方へ

○武道訓から学ぶ

保江邦夫先生が師事した大東流合気武術宗範・佐川幸義先生の道場にかかげられている「道場訓」は以下のようなものです。

＊＊＊

合気は気を合わすことである

宇宙天地森羅万象の総ては融和調和に依て円満に滞りなく動じて居るのである

その調和が合気なのである

合気は自然の気なれば少しの蟠《わだかま》りもなく抗《あらが》いもなく合一融合するものである

人類社会形成に於ても合気即ち融和調和が基調でなければならない

是れを合気の大円和という

暴を奮う者に対しては合気の理に依り之をなだめ融和致させ

又敵の既発に対しては同じく合気の理に依り

敵の攻撃に随い転化又は変更して融和致さすのである
吾人は流祖新羅三郎源義光公より伝承したる合気之術を基本とし
躰術（柔）太刀之術槍術棒術等の武術を修行し
合気之武道即ち人間修養の道に迄到達せねばならぬ

＊＊＊

合気が使えるようになり愛魂が少しわかってくると、この道場訓の凄さがわかりますが、合気の初心者にとっては漠然としていて単なる精神論としてしか受け取れず、難解すぎてよくわからないというのが正直な感想です。

○合気について

・手の合気
・肘の合気
・肩の合気
・足の合気

これらは、合気をかける身体部位の名称を表しています。

・抜き合気
・入り合気

これらは合気技法の種類を表しています。

・触れたときの合気

・掴まれたときの合気
・打ち込まれたときの合気

これらは接触時の状態を表しています。

・合気は呼吸力によって発せられる
・合気は中心力により発せられる
・合気は氣を発して使う

これらは運用法を表しています。

しかし、合気の本態や本質はというと、実はまったくわからないままとなっています。

合気の定義（各論）

合気は技術です。

◇広義の合気…こちらの操作で、相手が有自覚・無自覚どちらであろうと、一瞬でも反応できない状態、反応できない時間を作り出す技術全般を指します。

◇狭義の合気…こちらの操作で、相手を自由自在に操る（崩す・投げる・固める）つまり相手の自由を奪う高度な技術を指します。

合気の目的

ここでは、合気の技術はその目的により下記の2種に大別されるとしておきます。

◇相手の動きを止める目的の技術◇

相手を無力化する、相手を居着かせる、相手をゼロ化する、などがあります。

◇相手の自由を奪う目的の技術◇

相手の意識とは無関係にその自由を奪い、更にこちらの意思によって相手を自由自在に操る高度な技術です。

〇合気技法の分類

1：身体操作による合気技法

こちらの骨・筋・腱・靭帯・皮膚・軟組織といった身体のあらゆるところを、最大限に合理的に駆使して相手に働きかける技術です。

◇身体操作の合気は物理学の力学で説明できる技法◇

この合気技法としては

・底面重心位置

・連続移動作用点力
・ベクトルカ
・骨格構造的弱点
・デッドポイントの利用
・慣性の法則と慣性力
・角運動量
・並進慣性力・回転慣性力
・内力と外力
・重心移動
・力の力点の移動
・地球の引力（重力）の利用
などがあります。

通常行われている筋力による身体操作では相手に即座に感知され反応されてしまう結果、対処されて技を掛けることが難しくなります。しかし、上記の力学（物理学）を精査することにより、身体を無駄なく合理的に更に精妙に操作し、力を一つにまとめ（中心力や呼吸力）などの力の方向（べクトル）を揃えることで、例え相手に感知反応されてもこちらの力が抗えない力として伝わり、合気の技をかけることが可能となる技術です。本書では、これを「初歩合気」と呼びます。

靭帯・腱・膜・骨・皮膚を中心力や呼吸力とかの力の源泉としたり、エネルギーの通路として使う筋力以外の身体操作技術もあります。

また、錐体路系神経・脳神経といった神経制御系に働きかける技術、皮膚反射を利用する技術などもあります。

脳も皮膚も体の一部なので、身体操作の合気に用いる部位に含めます。これらの操作は相手に気付かれにくいという特徴があります。

相手との接触点から離れた部位からの操作であればあるほど高難度な技術であり、技として有効に作用する高度な合気技術となります。

身体操作の合気の技術発動は右脳優位で行います。左脳で考えながらではできません。

操作の手順は事前に左脳で整理整頓し、反復稽古によって考えなくても勝手に身体が動くぐらい修練しておきます。その上で無意識（右脳優位）で身体を使います。

これらの技術の修得には下丹田の獲得と武術体の獲得が必須条件です。

2：内面の操作と氣の活用による合気技法

内面と向き合い、内面を操作し、内から湧き出る「氣（生体エネルギー）」を活用する技術です。氣（生体エネルギー）だけでの物理的影響力は未知数ですが、「氣」は確かに存在するものです。内面の操作で氣を捉え、発氣や氣の流れに、意識動作ではない何気ない自然な振る舞い（所作）を合わせて使用することにより、力学では説明できない領域の技に昇華させることが可能となる技術です。

活用する「氣」は一つではありません。「自分の内面から発せられる氣」や「相手の内面から発せられる氣」だけでなく、「森羅万象の氣」なども場面に合わせて使い分けます。

この技術の修得には、中丹田の解放が必須条件です。

3：空間操作・次元操作による合気技法

保江邦夫先生が提唱する愛魂を用いる合気で、「保江合気」の核に当たる技術であり、まさに「愛魂」の技術そのものとなります。

この発見により過去の武術の達人の技法や残存する文献の解釈までもが可能となります。先に内面を穏やかにし内面の操作から始めますが、働きかけるのは内面ではありません、操作する主な対象は外の空間です。空間とはここでは「モナド集合体」を指します。形而上学的物理学の「量子モナド理論」で説明可能な事象です。

◇高次元「融合（愛魂）」◇

自分自身の空間と相手の空間とその間の空間、つまり全ての空間を「愛」によって「包み込み」調和・和合・融合させる技術です。冠光寺眞法では、日本人固有の「優しさ」をその「基」とします。愛魂はあくまでも調和・和合・融合により相手を空間ごとその動きを止めて抵抗できなくする技術であり、その後に相手を自由自在に操作する（崩す・投げる・固める）には身体操作の合気が必要になります。

◇高次元「遮断（怒魂・覇魂）」と高次元「転移（吸い取り）」

相手を構成している空間の全てである高次元の空間（全体）から3次元（肉体）の空間だけを「切り取る・切り離す・抜き取る・ズラす」などして、相手を無理矢理に服従・屈服させる技術です。「怒魂（覇魂）」はその性質上、発動と同時に相手を潰してしまう危険な技術であると心得る必要があります。

◇高次元「変容」（空間「変容」）◇

相手を空間ごと、一瞬別次元に送り込んでしまう技術です。空間操作の中で最も難易度が高い技術です。

これらの技術の修得には上丹田の覚醒が必須条件です。

○合気を使える身体造り

近年スポーツの世界でも胴体力が大切とされ、体幹の筋力を鍛えることが一般的に行われるようになりました。そのための各種トレーニング方法も確立されています。武術の世界では古よりの鍛錬法の中に体幹の鍛え方も含まれていますが、スポーツのそれとは違い体幹の筋力重視の鍛錬ではありません。

近年では武術のための身体造りの大切さが説かれ、自然体、合気体、金剛体、統一体など、流派によっていろいろな名称が付けられているようですが、どれも同じ身体の状態を表すものと思われます。天地人がかかった状態、丹田ができている状態、空手でいう立てているという状態などを表わすのですが、本書では「武術を行うのに必要不可欠な身体」を意味する言葉として「武術体」と表現します。

元々はこのような身体の状態に特別な名称は付いていなかったと思われます。スポーツが存在しなかった時代に、武士であれば幼少期より武芸をはじめ稽古に打ち込み励むうちに、青年期までには誰もが武術に適した身体を当たり前のこととして自然に身に付けていたと考えられるからです。当たり前なので特に名称もなかったと考えられます。

普段の技の型稽古と平行して課せられる、その流派に伝わる鍛錬稽古を併せて練り上げていくことで自然に備わっていたものと思われます。

◇アスリートの身体◇

アスリートと呼ばれる方々の鍛え上げられた身体は、素晴らしい柔軟性と強靭さを兼ね備え、筋力も持久力も瞬発力も反応反射力も徹底的に鍛え上げられています。そしてそのためのトレーニング方法も競技別に確立されています。

特に近年ではどの競技も体幹力を重視し、そのための筋力トレーニングも確立され当たり負けしない強靭な体幹を得ています。この体幹は外力に対して抵抗力が高く、自身の安定力としても強い力を発揮します。ちょっとやそっとの外力にはビクともしません。

その半面、自分の力を外力として相手に伝える（作用させる）ことは苦手なようです。

◇武術体◇

武術の鍛錬稽古で養われる身体は筋力に頼ったものではありません。もちろん筋力も鍛えますが筋力だけではありません、重力を利用し「骨・筋・腱・靭帯・軟組織」全てを鍛え上げます。

身体の下丹田・中丹田・上丹田をつなげて軸を造り、三丹田を解放し、氣を廻らせます。下半身と上半身がつながることで、自分の力・エネルギーを呼吸力・中心力によって外力として相手に伝えることが可能になります。

武術体ができ上がるとそれだけで突き蹴りの威力は数倍上がります。さらにある程度の身体操作の合気技法は自然にできてしまいます。

このことは、どんなに合気道の技を習っても合気柔術の技を習っても身体が武術体になっていなければ合気技は使えないということを意味します。だからといって合気道や合気柔術の技の稽古が無意味というわけではなく、それらの技の稽古と平行して武術体を練り上げて鍛えておけば、そこから先はそれまでに身に付けた合気道や合気柔術の技を用いてより高度な合気技法の修得が可能になると思います。

◇具体的稽古

どの流派の武術でもその基礎稽古の中に鍛錬法が存在しています。それらは総じてとても地味で単純な動きの稽古であることが多いのですが、すぐに成果が見られるものではないため地道にコツコツ続けることを必要とします。

◇千日の稽古を鍛とし、万日の稽古を錬とす

空手であれば、「三戦・転掌・内歩進」といった鍛錬型がよく知られています。中国拳法であれば、「立禅・揺・這・錬」といった鍛錬がよく知られています。古武術の剣術では鍛錬素振りがあります。合気道では基本動作として「臂力の養成・体の変更・終末動作」などがあります。

例えば空手の型であれば一万回、剣術の素振りであれば十万回を、三年という期間をかけてじっくりと練り上げると、身体の鍛錬効果が絶大で立派な武術体の獲得につながります。また、同時に

氣も練り上げられて丹田の獲得につながります。

武術体ができてからの稽古が本当の稽古であり、ここから練り上げていきます。

◇歩行

教程4「健康とは」の項で説明しましたが、歩行は必須条件です。武術武道だけでなくアスリートと呼ばれる方であれば、一日43分の歩行では足りません。43分間は一般の健康を目指す方の歩行時間です。43分間の連続歩行を毎日2回か、90分間の連続歩行を毎日1回の歩行時間が必要量です。

歩行によって造られる腰部骨盤環機能は下丹田機能と同一といっても過言ではありません。

シラサギ

― シラサギの目的 ―

武の道はただ力を競うものにあらず

シラサギは、心と体を一つに結び、悟りへ至る旅路を開くための体術の極み

冠光寺の門人にとって、それは健やかなる心身と

鋼のような武術体を育むための翼となるだろう

― 肉体の錬磨 ―

シラサギは筋肉の鍛錬ではない

筋膜、腱、靭帯という見えぬ織り糸を練り上げ、重力を骨へと響かせ

抗力が大地から天へと通じる身体作りを目指す

下から上へ、軸を通した身体は大地に根を張り、空へと伸びる

下丹田の力は静かに練り上げられ、やがて全身に溢れ出る流れとなる

― 氣の練成 ―

シラサギの動きは風の如く、自然に氣を巡らせる

身体はやがて宇宙と呼応し、中丹田の門が開かれる

その時、天地の氣が流れ込み、心身を無限の力で満たす

― 魂の昇華 ―

シラサギの道は、簡素な一歩から始まる

だが、その一歩はやがて無限の階段へと続き、身体と魂の統合を成し遂げる

そして、高みに達した時、魂は空間と一つに溶け合い、愛魂の力によって宇宙と響き合う

空間はただの場所ではなく

魂と一体化する場となり、武術は新たな次元へと昇華する

― シラサギは、ただの武術にあらず ―

それは、肉体と氣、魂のすべてを一つに結び

光のように天へと舞い上がる究極の体術

冠光寺の門人にとって、それは心と技の翼となり

無限の空へと飛び立つ道となる

◇冠光寺流柔術での練功法「シラサギ」

・シラサギの源

姫路市在住の古門《こかど》英文《ひでふみ》さんが創始した錬攻法であり、「寳丁伝心体術《ほうていでんしんたいじゅつ》」が、元々の名称です。冠光寺流柔術稽古での教授に合わせてその名称をシラサギとすることと、冠光寺門人に広く教授することの許可を頂きました。

・シラサギの目的

元々は武道という道から、悟りに至るための方法を体術で確立していくという試みですが、冠光寺では門人の健康のための養生法と護身のための武術体の向上と精神性を高めるという神性に至るまで三本柱で目指します。

① 身体（肉体）の鍛錬

シラサギは筋力向上を目指すものではなく、筋膜・腱・靭帯等を鍛えて、重力を骨に落とし、抗力を骨を通して伝えることのできる身体を練ることにあります。軸のある身体を造り、下半身と上半身をつなげて一つにします。下丹田の鍛錬につながります。

ます。

②　氣を練る

シラサギを行うことにより、勝手に氣が巡りやすい身体が創られます。中丹田の開放につながります。

③　魂の昇華

シラサギは初歩的な動作を学ぶことから始まり、徐々に難易度を高めた動作に移行し、更に身体だけでなく魂による空間操作、特に空間融合（愛魂）と同じ状態になることのできる高度な動作に進みます。

ここでは精神性もとても高尚な領域にまで達します。武術的というよりも「悟り」という領域かもしれません。上丹田の覚醒につながります。

各種合気技法の特徴

◇身体操作の合気

仕手：二拍子二動作

相手に接触した瞬間に動きを止める合気をかけ（第一動作）、次の瞬間相手を自由に動かす合気で崩して投げる（第二動作）。

受手：例えば100の力で打ち込むとします

仕手に接触前も接触後もその100の力が変わることはありません。そして接触時に抵抗反発力を一切感じないまま崩されて投げられます。

受手はその様子を目で追うことができしかも認識もできていますが、抗うことができずに崩されて投げられます。

◇内面操作による氣の合気

仕手：一拍子一動作

自分の内面を操作して氣を身体にまとって、身体操作に併せて接触部位に氣を乗せて相手に作用させる（第一動作）。

受手：例えば100の力で打ち込むとします

仕手に接触前も接触後もその100の力が変わることはありません。そして接触時に一瞬にして崩されて投げられます。

受手はその様子を目で追うことができしかも認識もできていますが、崩される瞬間は何が起きたか理解できないほどです。

・自分の氣を使う、自分の内面を操作して湧き出る氣を身体にまとう方法
・相手の氣を使う、相手の発する氣を受け入れて、その氣を相手に返す方法
・森羅万象全ての氣を使う、空間の全ての氣を取り込みその氣を相手に与えて作用させる方法

これらは全て同じ氣の合気です。

◇魂による 空間操作

・空間融合（高次元融合）

仕手：一拍子一動作

対峙したときには既に自分の高次元を含む空間と相手の高次元を含む空間とその間の空間、つまり全ての空間を愛で満たし融合し一つにしておきます。その後は身体操作の合気で崩して投げるもよし（第一動作）何もしなくて相手が勝手に崩れるのを待つのもよし。

受手：例えば１００の力で打ち込むとします

仕手に対して攻撃をすることはできますが相手に近づくにつれその力が勝手に減衰されてしまい、接触時には無力化されてしまいます。

相手に接触するまではその様子を自身で認識することができますが、そこから先の接触した瞬間から崩されて投げられる過程を認識することができません。この間の意識が飛んでいるというか抜けているというか、気がつくと既に這いつくばった状態に崩されていて、ここでやっと気がつきます。

・空間遮断（高次元遮断）

仕手：無拍子一動作

対峙した時点で既に、相手の高次元空間から3次元部分の空間（肉体）を切り離したり、切り取ったり、ずらしたりすることで相手の高次元とのつながりを断ち切っておきます。その後、身体操作の合気で崩すか投げるかします。（第一動作）
受手：対峙した時点で気付かないうちに無力化されている
そこに無拍子で入り身をされるので対応できません。気がつくと既に這いつくばった状態になっていて、そこで初めて気がつきます。

・空間変容（高次元転移）
仕手：無拍子一動作
対峙したときには既に自分の空間と相手の空間さらにその間の空間の全てを変容させて別次元とつなげて転移させてしまいます。その上で中今の間に入り身をし、身体操作の合気で崩すか投げるかします。（第一動作）
受手：対峙した時点で気付かないうちに別次元に飛ばされている
さらにそこに無拍子で入り身をされるので対応できません。気がつくと既に這いつくばった状態になっていて、そこで初めて気がつきます。

○ 合気の前に

鍛錬稽古の中に含まれている動作ですが、この点に注目すると稽古で獲得すべき目的がより鮮明になり意識しやすくなると思います。それはたった一つ、「真直ぐ動くこと」です。

とても大切なことですが、実はわかっていてもなかなか難しくきちんとできていません。

◇ベクトルを揃える◇

足・腰・胸・頭・腕といった各部位の移動方向のベクトルを一つに揃えることです。技をかけるとき、技を受けるとき、移動する際にベクトルを揃えて真直ぐに動きます。三丹田がつながり、軸が通っている武術体では当たり前にできることですが、それらを獲得していない段階でも意識して稽古するとベクトルを揃えることはできます。

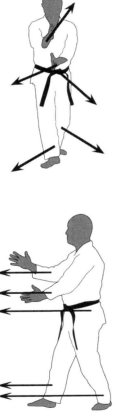

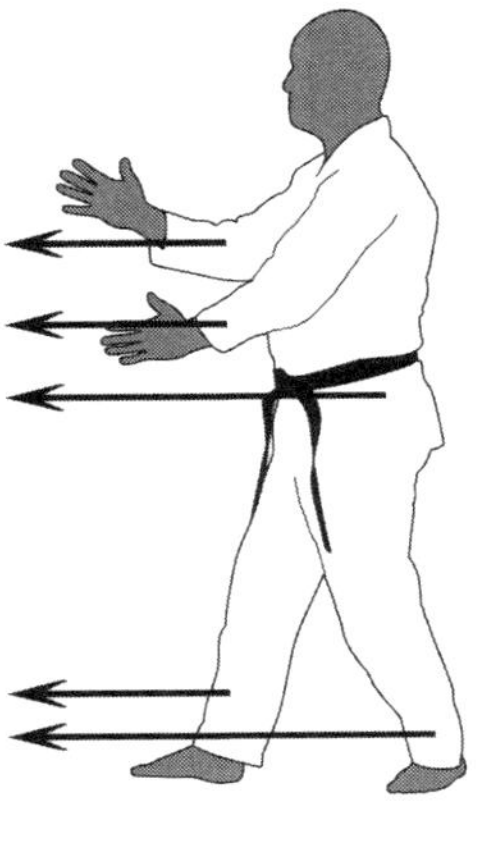

◇力を一つにまとめる◇

下半身の移動力、上半身の移動力、突き蹴りなどの接触点にかかる力を一つにまとめます。各部位の移動方向のベクトルを揃えてさらにその力を一つにまとめます。武術体ができていれば中心力としてまとめて、相手の中心に通すように伝達できます。武術体ができていない段階でも三丹田を揃えるように意識をして、身体の中心から力を出すようにし中心に構えた腕を通して力を伝えるようにします。

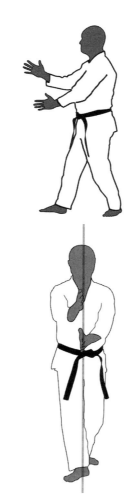

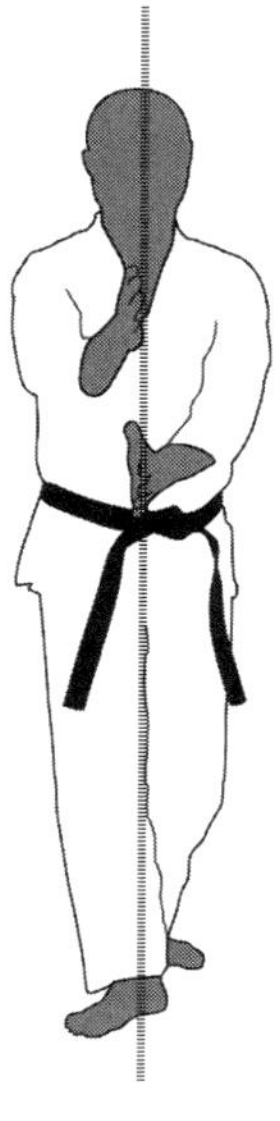

◇慣性力を利用する◇

さらに移動には、筋力ではなく慣性力を使います。これらの動きは単なる運動ですが、その動きの精度を高めることにより相手に抗うことのできない力として伝わるので本書では以下のように初期合気として捉えています。

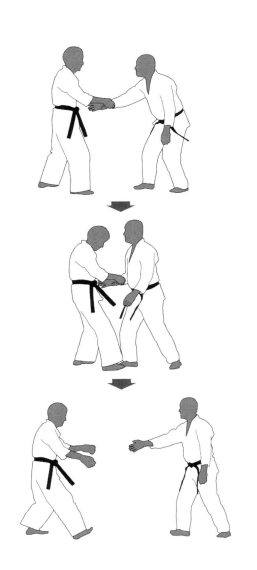

○初歩合気

◇同時二方向◇

保江邦夫先生の初期の高弟であった、故・畑村数洋先生が提言した合気の基本原理の一つです。冠光寺眞法で身につけた愛魂と空手を融合して創始した「氣空術」の中で説きました。古武術では八力と呼ばれている同時多方向の技術を、合気初心者にわかりやすいように、同時二方向・同時三方向として紹介しました。

中学・高校の理科で習う「フレミングの法則」があります。左手中指が電流の向き、人差し指が磁界の方向、親指で導体にかかる力の方向を指し示すというものです。これを真似して、「右手同時三方向の法則」とパロディにしたものがあります。中指をx軸左右方向とすると、母指はy軸上下方向、人差し指はz軸前後方向を表し、指を各々の方向に意識的に伸長し続けます。この状態の腕を作っておけば、掴まれ固定されても簡単に動かすことができます。

①同時三方向の手

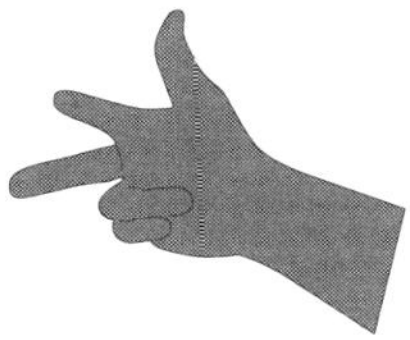

②朝顔の手

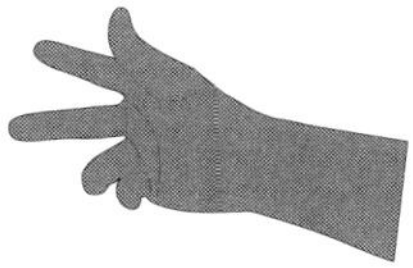

③龍の口

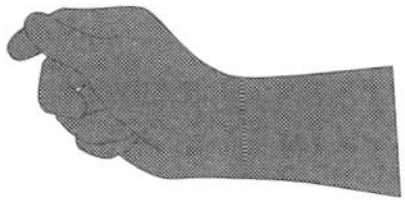

この同時三方向の手指を少し動かせば朝顔の手になり、同時三方向の手から木刀を持てば龍の口につながると思います。

◇初歩合気技各種◇

①手刀正面打ち（両手受け）

受手は正座から仕手に右手刀正面打ちを行います。仕手はそれを右前腕で受け、左門手を肘に添えると同時に合気をかけて一瞬受手の動きを止めてその場に固定化します。

次に丹田を使い受手を浮かしてさらに自由を奪います。受手を固定化したままゆっくりと体の移動を行います。最後に崩して投げます。

第一動作

第二動作

第三動作

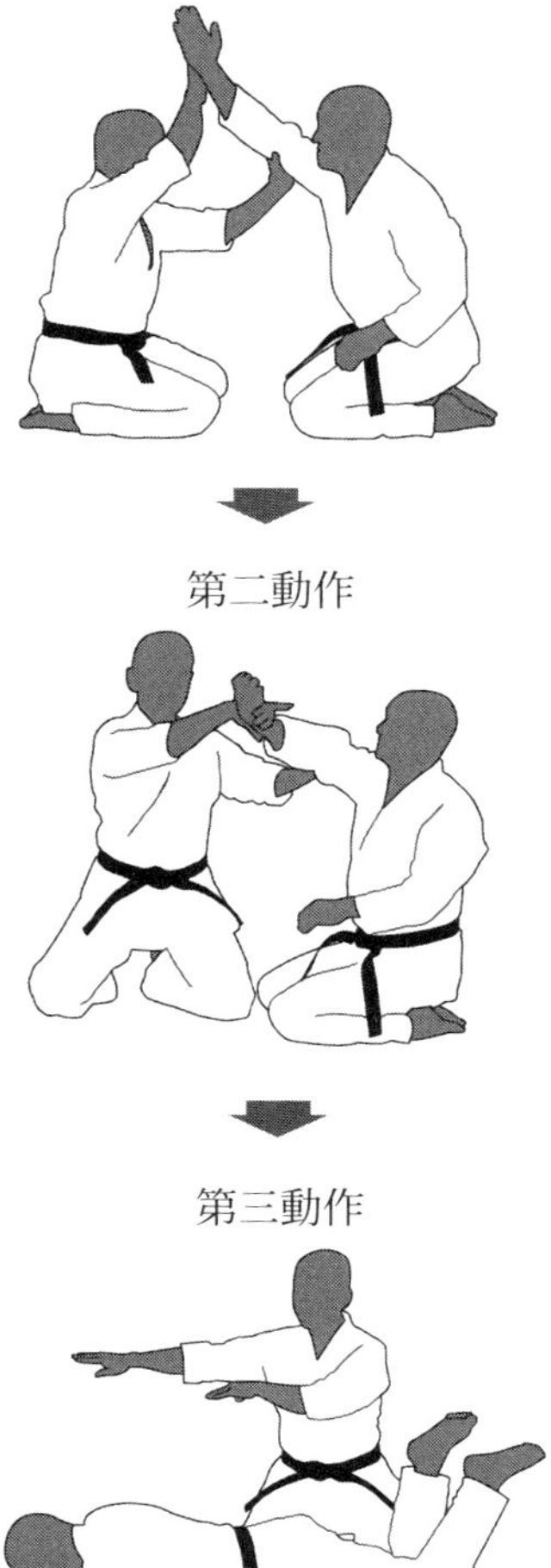

②手刀横面打ち（片手受け）

受手は正座から仕手に右手刀横面打ちを行います。仕手はそれを左前腕で受け、合気をかけて一瞬受手の動きを止めてその場に固定化します。

次に接触支点の固定と作用点の移動を利用し、さらに自由を奪い大きく回して小手返しに持っていきます。小手返しには極めず右手に接触を変えて、下肢を左にわずかに開きます。

最後に大きく崩して投げます。

第一動作

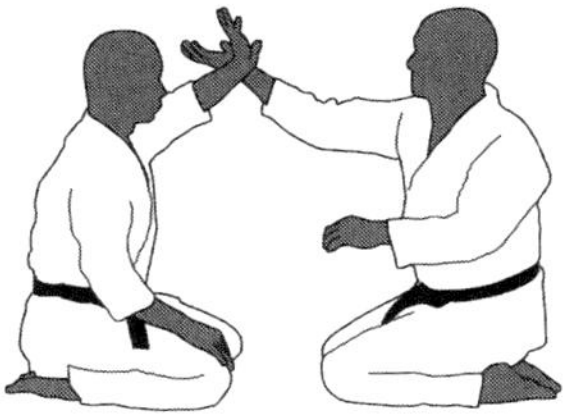

第二動作

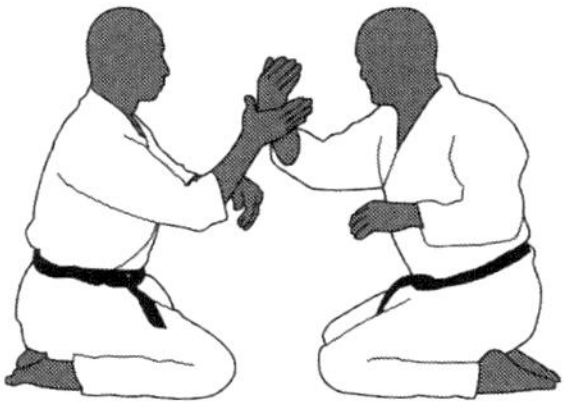

第三動作

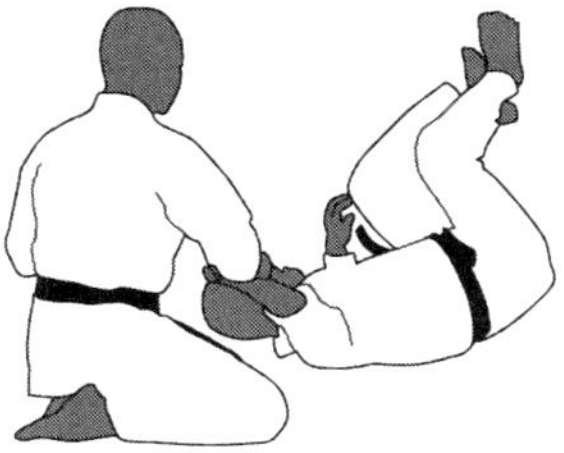

③正面中段正拳突き（片手接触）

受手は正座から仕手に右正面中段正拳突きを行います。

仕手はそれを右前腕で接触し合気をかけて、一瞬受手の動きを止めてその場に固定化します。

次に接触支点の固定とわずかな作用点の移動を利用し合気をかけ、丹田を使い受手を浮かして

さらに自由を奪います。受手を固定化したままゆっくりと体の移動を行います。

最後に崩して投げます。

第一動作

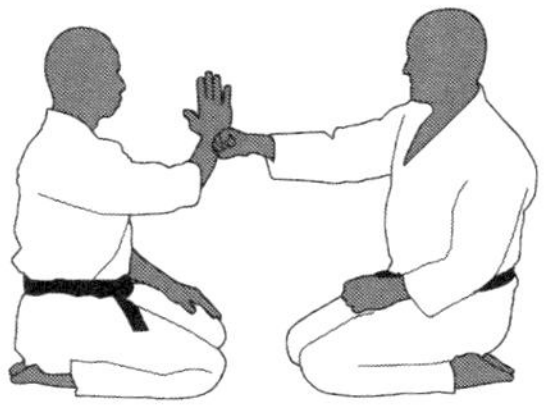

第二動作

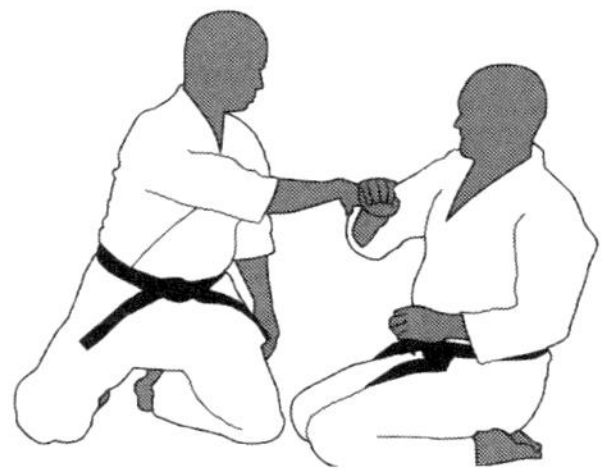

第三動作

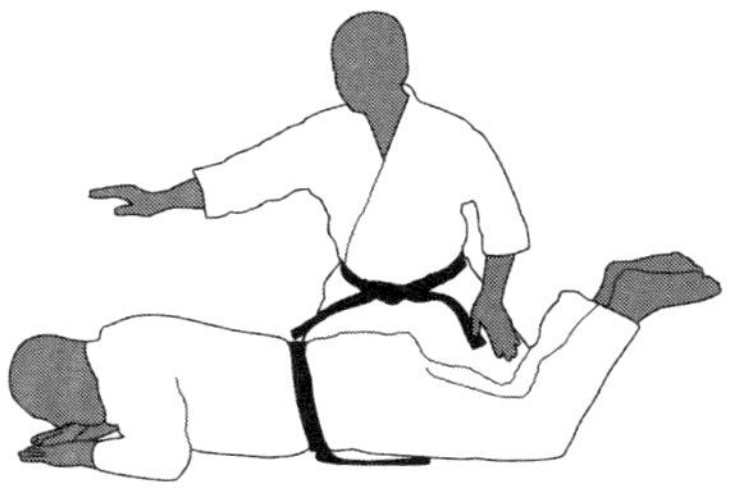

④両手取り（座技）

仕手は正座で両膝に両手を置きます。受手はそれを両手で抑えます。

仕手は両手掌を手鏡に引き寄せ合気をかけて、一瞬受手の動きを止めて、その場に固定化します。

次に丹田を用いて両肘をわずかに持ち上げて受手を浮かしてさらに自由を奪います。肘を支点にゆっくりと両前腕を前に出し、崩します。

第一動作

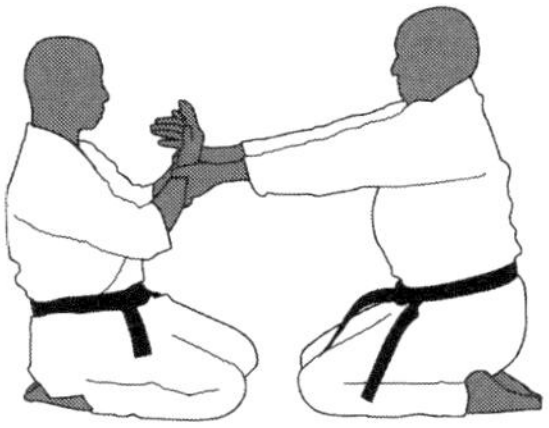

第二動作

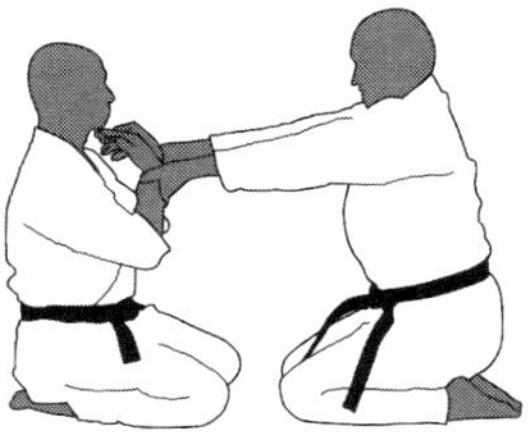

第三動作

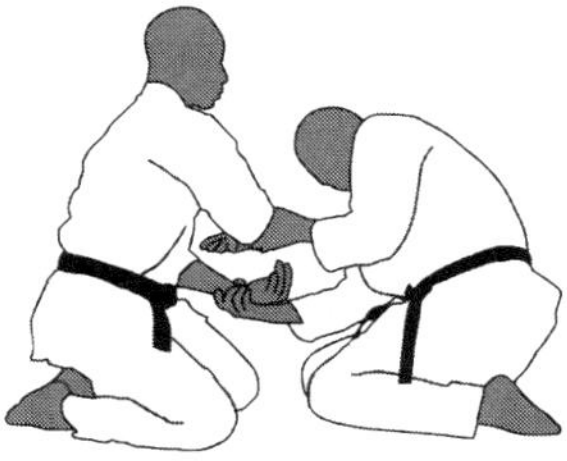

⑤片手取り（座技）

仕手は正座で両膝に右手を置きます。受手はそれを左手で抑えます。

仕手は右手掌を手鏡に引き寄せ合気をかけて、一瞬受手の動きを止めてその場に固定化します。

次に丹田を用いて右肘をわずかに持ち上げて受手を浮かしてさらに自由を奪います。肘を支点にゆっくりと右前腕を前に出し、崩します。

第一動作

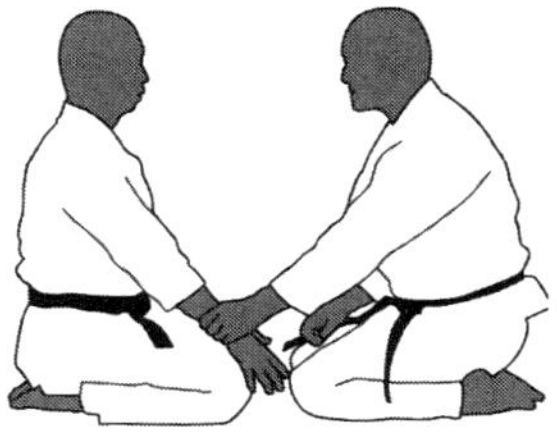

第二動作

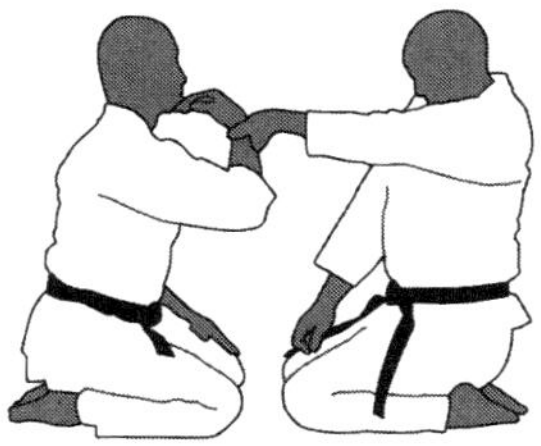

第三動作

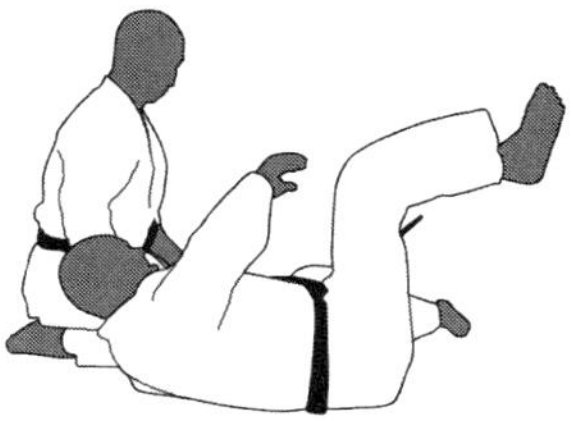

○相手を動かすことの本質

２次元のものは２次元のものを動かすことができます。２次元のものは３次元の断面である２次元のものは動かせません。

３次元のものは３次元のものを動かすことができます。ですから二足直立銅像等はその重量に関わらず簡単に倒すことができます。しかし、同じ３次元であるはずの二足直立のヒトでは動かすことも倒すこともなかなかできません。

何故でしょうか？

実はヒトは３次元の存在ではなく、高次元の存在だからです。３次元に存在しているように思えるヒトですが、本当は高次元の存在の断面である３次元（ヒトの実体）ですから、単なる３次元のものでは動かすことができないのです。

○究極の保江合気

◇愛魂の実際◇

相手の高次元に働きかけて、こちらに抵抗しないようにお願いします。次いで、こちらの高次元と相手の高次元をつなぎ、こちらの空間と相手の空間をつないで一体化し、相手と自分を同体とします。すると相手を自由に操ることができます。

これは「天人地をかける」と表現できることになります。即ち、天から高次元をつないで一体化し、地から高次元をつないで一体化し、人で高次元をつないで空間を一体化するのです。３６０度の全ての空間に働きかけます。

◇高次元遮断の実際◇

高次元の断面としての3次元（ヒトの実体）と、高次元空間とのつながりを切り離すことでヒトは単なる3次元の物体になります。すると簡単に倒すことができます。

●目から眼力でレーザービームを照射したかのように、本気で真剣に空間からヒトを切り取ります。

●人の直上の空間で、高次元とのつながりを切り取ります。

●相手の空間の中に指を差して、高次元と実体を遮断します。

●立っている人の直下の地面を高次元の地球から切取ると、地面が消えて奈落の底に落ちる感じになり崩れ落ちます。

重力とは高次元での空間の歪みです。高次元にも作用しているし高次元から3次元へ作用する働きもあります。

●高次元重力と3次元空間（高次元断面）とを切り離す重力操作をすることもできます。

相手の周りの空間（高次元空間）を一瞬で吹き飛ばすと、残った3次元空間の身体は支えがなくなり倒れます。高次元からの切り取りは危険を伴います。切り取られた側は自分でつなぐことができないので、切り取った側が再度つながないと調子を崩したままに陥ります。つなぎ方を知らない人が使ってよい技法ではありません。

◇防御◇

自分が高次元操作を仕かけられてしまったときの対応として、防御方法はいくつかあります。例えば自分の高次元とのつながりを、キリストとか釈迦レベルに引き揚げます。すると遮断されにくくなります。他にもありますが、ここでは割愛します。

○保江創師の危惧

身体操作の合気を極めると、達人と呼ばれるレベルに至ります。それは他の合気に目が向かなくなることにつながりかねないと保江先生は危惧しています。

内面操作の氣の合気を極めるとさらなる達人と呼ばれるレベルに至ります。こちらも、他の合気に目が向かなくなることにつながりかねないと危惧しています。

魂による空間操作の合気はその存在自体が一般に認識されていません。一触の機会がない限りなかなか伝わりません。

保江創師の門人には、スピリチュアルに長けていて氣とか魂といったことを感じ取ることのできる感覚の優れた方々がいます。その方々お二人にお願いして「身体操作の合気」、「内面操作の氣の合気」、

「魂による空間操作」をそれぞれかけさせていただきました。

何も告げず順不同で合気をかけたところ、二人共全ての合気で見事に崩れました。その動きは端で見ていても区別がつかず、仕手の私だけがその微妙な違いがわかる程度です。

ただ、二人が口を揃えていうには、「身体操作の合気」と「内面操作の氣の合気」は人の技であり、「魂による空間操作」は神の技と思えるほど違うそうです。

○保江合気の一触

活人術クラスでも合気柔術クラスにおいても、通常の稽古における技の説明演武では高弟の方が受けを取ることがほとんどなので、一般門人は直接保江先生に手を取ってもらうことはなく、直接「保江合気」に触れる機会はめったにありません。北海道とか沖縄とか遠方から参加された方とか、指導する技によって大柄な方とか体重が重い方とかが受けを取ることがまれにはあります。

私はフルコン空手出身ということで、突き蹴りに対応する技のときに受けを取らせていただくことがあります。そのときの「保江合気」つまり「愛魂」の話をしましょう。

その一

保江先生に対峙し、間合いに入ればいつでも突き蹴りさらにコンビネーションによる攻撃も出せる状態で気合も十分に構えます。そこに保江先生が愛魂をかけて近づいてくると、何か自分の周りが変化したようなおかしな感じに、空間の空気感が変わった感じがし始めます。闘気が萎えてしまい突き蹴りを出すタイミングが取れず、何もできないまま棒立ちになり、そこで身体を触れられるとその場に崩れてしまいます。

先の先を取られたとか、無息の間で入身をされ反応できなかったとか、そんな高度な話ではありません。ただ、普通に歩いて近づいてくるだけです。無理に動けば動けないわけではない感じですが、無理やり動いたところで次の瞬間にはあっという間に吹っ飛ばされると肌で感じて動こうという気が起きないのです。

表現が難しいのですが、反応できないというより反応する気が失せるといった感じです。

結果、反応できていないのです。

その二

またあるとき、保江先生に大腿部を下段回し蹴りで蹴るように指示されたことがありました。

とても困りました。普段突き蹴りを直接当てる稽古をしていない方に対して、いきなり蹴りを入れるのは危険です。当てられ慣れていないとその威力にも痛みにも耐えられません。

保江先生の足には蹴られてもいいようにクッション代わりに道着が丸めて巻かれていましたが、明らかに用を成すものではありません。それでも愛魂をかけたときと、かけないときに蹴られた場合の違いを門人に見せるので蹴りなさいとのことです。

最初は愛魂をかけていない状態での蹴りです。

フルパワーで蹴るわけにはいきませんから、フルパワーのように見せて30％ほどの力で蹴りました。案の定、ギャッと叫んだと同時に先生が潰れました。ああ〜、やってしまった。30％は無理だったか、15％ほどにしておくべきだった！　あぁ、失敗した！　判断をミスった、などと後悔しました。

それでも、その後保江先生は立ち上がってくださり、今度は愛魂をかけて受けるからもう一度蹴るようにいわれます。

私の頭の中は葛藤で渦巻いていました。さっきと同じ30％で蹴るべきか、15％にすべきか⁉

もう一発同じ場所を蹴ったら二度目は危ない。怪我をさせてしまう危険を冒してまでやることではないという気持ちと、いやここで手を抜くことはかえって失礼にあたるので先ほどと同じ強さで蹴るべきだ。うーん、多分愛魂がかかれば大丈夫だろう、という気持ちが交錯しました。結果として、先ほどと同じ力で蹴りました。

どうなったかというと、先ほど30％の力といいましたがこの力を仮に100と表現しましょう。蹴り始めは100の力です。しかし、保江先生の大腿に私の足が近づくにつれ、その力がどんどん勝手に減衰されてしまうのです。近づくにつれ急激に70になり50になり30になり、最後接触するころにはペチャと当たる程度にまで減衰されてしまいました。

私は蹴れといわれれば、同じ力で同じ場所を正確に何度も蹴ることができます。空手を学んだ人であれば当たり前のことです。疲労で力がだんだん出せなくなることはありますが、今回のことはそれとは全く違います。不思議な経験です。

蹴る力が「ゼロ化・無力化」された感じです。

その三

一昨年、当時はまだ高次元遮断という表現は使われてはいませんでしたが、足元の床を切り取るというのを受けさせてもらいました。

片手取りで手を取っていると、いきなり床が抜けて2階から1階にストンと落ちていく感じでその場に崩れ落ちてしまうのです。正確には1階に落ちるというより地球の中心まで落ちていくという感じです。

今考えると、そのとき存在している次元に留まる支えをなくしてしまったという表現のほうが、より正確な表現だと思います。

その四

一昨年のこと、入門以来初めて保江先生の「愛魂上げ」の受けを取らせていただきました。

過去の経験では、豪腕の門人に腕力オンリーによる「合気上げ」で持ち上げられたことがあります。本当に力持ちはいて、67kgの私をまるで幼児を持ち上げるように苦もなく腕力だけで合気上げしてしまいます。身体操作の合気に抵抗できずに「合気上げ」されたこともあります。氣を使った合気にも抵抗できずに「合気上げ」されたこともあります。

しかし、保江先生の「愛魂上げ」は、今まで経験したどの「合気上げ」とも違う、全く異質の別物としか表現できないものでした。

今までの「合気上げ」には受手として共通点があります。それはどの「合気上げ」でも持ち上げられている最中は意識がはっきりしているし、さらに持ち上げられている最中は周りの状況を目で追うことができるということです。ところが、保江先生の「愛魂上げ」では、保江先生の手を押さえた次の瞬間はもう立ち上がっているのです。中間がわからないのです。ワープしたわけではありません。傍から見ている人からは、普通に上げられているようにしか見えていません。受けた本人だけが持ち上がっている最中の意識がなく、持ち上がっている最中の周りの状況を目で追うことができていないのです。

まるで別次元に飛ばされたようで、気がついたときはもう上げられた後です。

○愛魂を武術・武道に応用したい方へ

愛魂は「魂による空間操作の融合」を用いて、自分自身の空間と相手の空間、さらにその間の空間、つまり全ての空間を「愛」によって「調和・和合・融合」させ、相手（3次元肉体）の動きを高次元空間ごと止めてしまい、抵抗できなくする技術です。

その後に相手を自由自在に動かす（崩す・投げる・固める）には、愛魂とは別に身体操作による合気技術が必要となります。

◇愛魂を競技武道（スポーツ）に活かすには？◇

競技武道（スポーツ）はそれぞれの競技において、独自に進化発展し形成されています。共通点は優劣・勝ち負けを競い合うこと、そのための判定基準とルールが存在することです。

愛魂には優劣も勝ち負けも存在しません。目指すものは「調和・和合・融合」です。その性格上、競技には向いていないと思われます。

例え愛魂を獲得したとして、競技・試合に導入するには、ルールに照らし合せてどういった場面に愛魂を使用することが有効に作用するかは、よくよく考えなければいけません。

愛魂は大切な人を護る技術、つまり専守防衛といえます。

試合において愛魂で相手の攻撃を完全に無力化することができたとしても、相手を倒すためにはルールにそった攻撃力が別の技術として必要です。そのためには武術体（中心力・呼吸力を発揮できる肉体）を鍛えて、入身・無拍子といった高度な武術的身体操作法を身に付ける必要があります。

また、これらの身体操作にしても、ルールにそった身体運用をよくよく考えないといけません。

愛魂は「フォース」でも「念力」でも「魔法」でもありません。「愛魂の獲得＝試合で勝てる」ではないのです。

○保江創師による武術関連の書籍

現在、数多くの武術・武道関連の書籍が上梓されています。それらは指南書・技術書といった実用書から紹介書・案内書といったもの、さらに歴史書・研究書といったものまで多彩です。多くの書籍はその流派の門人の初心者向けの内容の技術書か、広く一般に向けての紹介の書籍かといったところです。それらはその流派の完成された特徴を示す技術であったり、完成された稽古内容・稽古手順であったりします。

そうしたこともあり、一人の師範が上梓するのはせいぜい2、3冊程度です。

ところが、保江邦夫先生の武術関連の書籍は、合気の指南書として個人が上梓する書籍としてはありえない膨大な量になっているといえます。保江先生は理論物理学者、つまり学者です。学者は研究を重ね、わかったところまでをある区切りで論文にまとめ発表します。年々、それの繰り返しです。

つまり、完成したものを書籍化して発表しているのではなく、気付いたことをまとめてその都度証拠として書籍化し、長年の研究成果の積み重ねが結果として膨大な量の書籍になっただけのことだと思います。

著者も時系列順に総て読破していますが、これらの書籍の内容は保江先生も合気を解すまでに紆余曲折しながら現在に辿り着いていることが読み取れる貴重な資料であるといえます。是非とも購入して読んでいただきたいと思います。著者がこれはと思うものは、書籍名の頭を◎にしておきました。よければ参考にしてください。

・『武術の達人――柔道・空手・拳法・合気の極意と物理学――』（海鳴社）

◎『合気開眼――ある隠遁者の教え――』（海鳴社）

・『武術 vs 物理学』（講談社、＋α新書）

◎『脳と刀――精神物理学から見た剣術極意と合気』（海鳴社）

◎『唯心論武道の誕生――野山道場異聞――』（海鳴社）

・『路傍の奇蹟――何かの間違いで歩んだ物理と合気の人生――』（海鳴社）

・『合気の道――武道の先に見えたもの――』（海鳴社）

・『合気真髄――愛魂・舞祈・神人合一という秘伝――』（海鳴社）

◎『身体崩しの構造――物理学で合気に迫る――』（BABジャパン）

・『佐川幸義宗範の 神業 に触れた二人が交わす！ 合気問答 保江邦夫×塩坂洋一』（BABジャパン）

・『合気の秘訣――物理学者による目から鱗の技法解明――』（海鳴社）

・『合気・悟り・癒しへの近道――マッハゴーグルが世界を変える――』（海鳴社）

・『神代到来――誰もが手にする神通力と合気――』（海鳴社）

・『合気完結への旅――透明な力は外力だった――』（海鳴社）

◎『合気五輪書（上）――武道格闘技の最終奥義を物理学で極める――』（海鳴社）

◎『合気五輪書（下）――武道格闘技の最終奥義が物理学の地平を拓く――』（海鳴社）

◎『完全解明！合気の起源――高次元空間の物理が教える究極の武術原理――』（ＢＡＢジャパン）

○保江邦夫先生の人となりを知る上で参考になる書籍

・『魂のかけら――ある物理学者の神秘体験――』（ペンネーム佐川邦夫、春秋社）

○愛魂のより深い理解のための参考書

・『神の物理学――甦る素領域理論――』（海鳴社）

・『唯心論物理学の誕生――モナド・量子力学・相対性理論の統一モデルと観測問題の解決――』（中込照明、海鳴社）

・『万物の起源――唯意識論が全てに答える――』（中込照明、海鳴社）

・『人間と空間をつなぐ透明ないのち――唯心論物理学入門――』（明窓出版）

・『愛と歓喜の数式――「量子モナド理論」は完全調和への道――』（明窓出版）

○宮地尚彦による後書き

この度、保江邦夫先生と共著の成書を世に問うという機会をいただきました。

「あのね、ずいぶん前のことだけど将来一緒に本を書こうっていったの覚えてる？」

そういえば、そんなことがあったようなおぼろげな記憶が蘇りましたが、現実になるとは思ってもいなかったので、聞かれるまで当然のように忘れていました。しかし、縁あってか今回共著の話をいただき、おこがましいとは思いましたがこれも自分の考えをまとめる絶好の機会と捉え執筆に入りました。

「それ、違うよ！」

「？？？」

「それは愛魂と違うよ」

「えぇぇ〜！」

私の愛魂はここから始まりました。保江先生の冠光寺流に入門して2年か3年程経った頃か、もう10年以上前のことかいつのことかはっきり覚えていないですが、この一言からのやり取りは今でも鮮明に覚えています。入門して少し愛魂ができるようになったと、自信を持ち始めた頃のできごとです。

先輩の女性と組んだ際、私が「愛魂上げ」をかけたときに突然発せられた一言が「それ、違うよ！」でした。自分では愛魂を使って愛魂上げができていると思っていたので、すぐには何について注意をされたのかまったく理解できませんでした。私は腕力を使うことなく、身体操作の合気も使うことなく、彼女を抵抗感なくスムーズに上げていたのです。それなのに愛魂上げで上げた直後に、「それは愛魂と違うよ」と、いわれたのです。

「えええ〜！」

「いやいや、どういうこと？」

そこで、愛魂を使った愛魂上げの見本を指導してもらうべく、彼女と仕手・受けを交代してもらい愛魂をかけてもらったところ、私は力一杯押さえ込んでいるわけではないのですが、私の体は一向に持ち上がりません。微動もしないのです。これでは、彼女が何を私に伝えたいかがわからないと困惑していると、彼女はいきなり立ち上がり青森から東京に稽古に来られている大先輩の男性に向かって一言。

「この人愛魂わかってないのよ、教えてあげて!」

体育会系でない女性の行動は、大胆不敵です。先輩に対してそのような厚かましい行動は、運動部経験者の私には考えの外にしかありません。しかし、これはよいチャンスだと思い、私からも先輩にお願いしました。

すると、先輩は背を向けて立っているようにと指示されたので、先輩に背を向けて立ちました。先輩が「す・」と近づく気配があり、私の両肩に手が触れた途端、何の抵抗もなく私はその場に崩れ落ちていました。

これが愛魂か!

私は入門以来、初めて愛魂に触れ愛魂で崩してもらえたのです。私が愛魂だと思っていたものとは別次元のものであることは、直ぐに理解しました。

実は先輩の手が私にはまだ触れていない時点、多分触れる直前だと思いますが、私の周辺の空間の感覚が変わったのに気づきました。そして、次の瞬間には崩されていたのです。

そうか、この空間が変化する感じが、保江先生がいう「空間を愛で満たす」とか「相手を愛で包み込む」、つまり愛魂をかけた結果の状態に他ならないのだと理解しました。

このことは一触の稽古の大切さをあらためて認識するとともに、一触で愛魂を教えて下さった先輩と間違いを指摘して下さった女性の先輩にも感謝した出来事です。

さて、私は保江邦夫先生の弟子でありますが、武術家でも武道家でもありません。強いていうなら、武術の稽古をすることを趣味とするマニアというか、「稽古おたく」といったところでしょうか。技の本質を閃きで見抜き、あっという間に修得できるような才はなく、一を知って直ぐに十できるようになることもなく、ただ実直に日々稽古することでのみ、少しずつできることが増えていくことを楽しんでいる武術稽古愛好家です。

それでも、長く続けていると、できることや気付くことやわかってくることもあります。できることならば武術の深淵に触れてみたい、体得したいといった願いはあります。また、技術論も好きです。理を理解できれば技の再現性が高くなると考えているからです。

今回の執筆経験は自分の考えを見直しまとめる上でとてもよい機会となりました。
実はここ3年程の間に気がつくこと・腑に落ちることが多々あり、合気と愛魂の向上を実感していてそれをまとめる作業の必要性を感じていました。特にここ半年はそれに加速度がついたような感じにまでなっていたところに、今回の3回にわたる保江先生との対談で、最初に書いた本文を全て書き直さないといけないくらいの変わりようになったのです。

講道館柔道を創始した加納治五郎先生の「精力善用」、「自他共栄」。養神館合気道の塩田剛三先生による「自分を殺しに来た相手と友達になる」といった言葉の意味が、今までの理解と違ったものになり、より先人の素晴らしさがわかりました。

保江先生が魂による空間の融合の合気を、「愛魂《あいき》」としたその意味が、ようやく理解できました。愛魂は武道の一つの技術といった小さな枠に収まるものではありません。悟り・惟神《かんながら》といわれているような高い精神状態の領域のことを指します。別のいい方をすれば、自分一人が高い精神性の領域に至って終わりではなく、その場に居合わせた相手さらにその場の周りの人まですべての人が同様に同時に高い精神性の領域に共に至る空間といえます。

この空間では周りのすべての方と穏やかにつながり、そこでは愛と感謝に満ち溢れているのを感じます。ここまで来てようやく本当の意味で、倒す倒されるとか勝った負けたとかがどうでもよくなります。これこそが、愛魂であり、冠光寺眞法なのだと思うに至りました。

保江先生と私はタイプが全く違います。武術の経験値が遠く及ばないことはもちろん、現在の立ち位置も違いますし当然目線も違います。さらに得手不得手も違います。

私は保江先生のコピー化や保江先生のクローン化を目指しているわけではなく、稽古によって私自身が自分なりに合気をどのように身に付けていけるかを考えています。そのような私が合気をどう捉えているか、天賦の才のない私が愛魂をどのように体得しようとしているか、本書をとおして少しでもそれが伝わりますよう、冠光寺流の後輩の方々やこれから冠光寺流を始める方々の参考になれば幸いと思います。

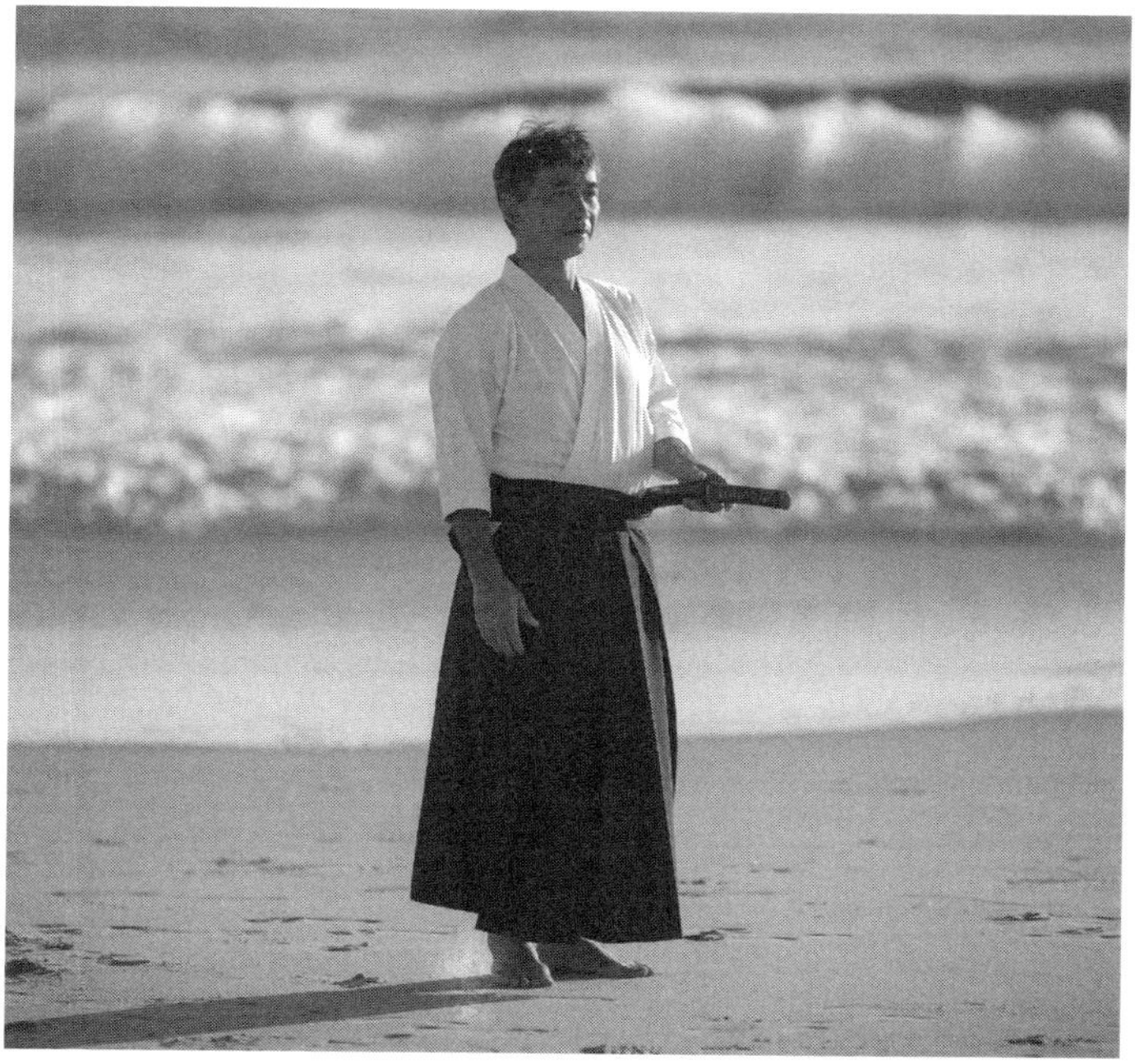

保江邦夫による後書き

思えば、遠くに来たものだ！

既に10年以上前の時点で感慨深くこんな言葉が浮かんでくるようになっていた。もうそれ以上の気づきや進展があるなどとはまったく考えてもみなかったことも事実。

だが、but、しかし！

どうも神様はこの僕をとことん退屈しない道へと笑いながら導いてくださっていたし、これからもそうしてくださるようなのだ。この10年間でほとんど極めたのではないかと自問し続けていたその「合気修得への道」のそのまた先に、更なる道が潜んでいたのだから。そう、この眼前に広がる日月星辰森羅万象の背後にある真理を見出すという……。

いったい誰が想像し得ただろうか、「合気修得への道」がその先で「世界平和への道」につながっている

などということを！　そう、この宇宙が見せるすべての現象の背後に潜み、そこに大調和と美しさを生む

「すべてのものが対等である」

という真理に我々人類が気づいたならば、もはやこの世界に争いやいざこざは二度と起きはしないのだから。

そこまでのことを理解するならば、「合気」という我が国における武道の究極奥義を修得せんとする者は、すべからくその身を平穏で安寧な世を実現するという目標をも心に抱かなければならないことがわかるだろう。

ゆめゆめ忘れるなかれ！

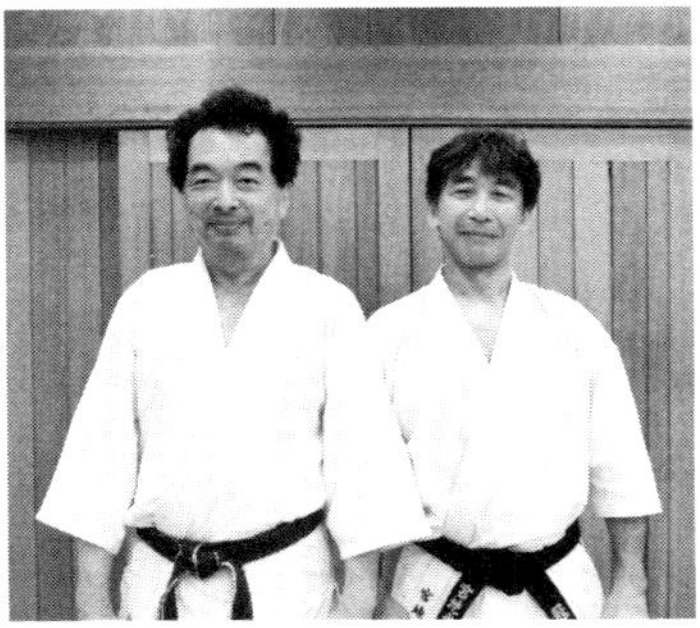

著者：保江 邦夫（やすえ くにお）

・岡山県生まれ．

東北大学で天文学を，京都大学と名古屋大学で数理物理学を学ぶ．スイス・ジュネーブ大学理論物理学科講師，東芝総合研究所研究員，ノートルダム清心女子大学大学院人間複合科学専攻教授を歴任．

大東流合気武術佐川幸義宗範門人．著書は『数理物理学方法序説（全８巻＋別巻）』（日本評論社），『量子力学と最適制御理論』『脳と刀』『合気眞髄』『神の物理学』『神代到来』『量子医学の誕生』（全て海鳴社）など多数．

公式ホームページ　https://yasuekunio.com

共著：宮地 尚彦（みやち なおひこ）

・愛知県生まれ．

医科大学病院・歯科大学病院からの紹介患者を診る予約制整骨院 院長．

柔道・極真空手といった競技武道をはじめ，杖術・居合術・合気柔術・剣術等日本伝統の古武術を習得．

冠光寺眞法 免許皆伝．寶丁伝心体術師範．

海鳴社

合気と愛魂
（アイキとアイキ）

2025 年 4 月 18 日　第 1 刷発行

発行所

株式会社 海鳴社

〒 101-0065　東京都千代田区西神田２－４－６

E メール：info@kaimeisha.com

Tel.：03-3262-1967　Fax：03-3234-3643

http://www.kaimeisha.com/

発　行　人

横　井　恵　子

組　　版

海　　鳴　　社

印刷・製本

シナノ 印 刷

出版社コード：1097

ISBN 978-4-87525-364-8

保江 邦夫ベスト3

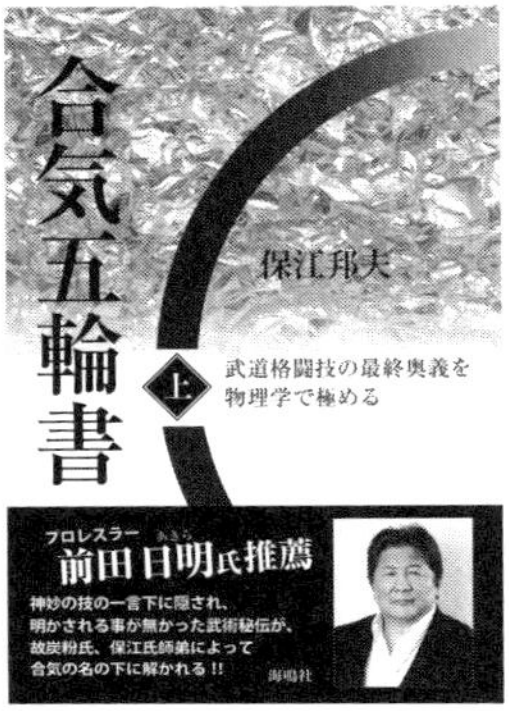

合気五輪書（上）

―武道格闘技の最終奥義を物理学で極める―

ISBN978-4-87525-358-7

古くは剣聖・宮本武蔵の「五輪書」に書かれていた奥義「うつらかし」。それは、「相手の心を自分の心に合わさせる」ことであるという。
一見して不可能であるが、これをどうやって実現するか。その鍵は偉大なる先人たちが異口同音に残した言葉にある。

四六判並製 199 頁 本体 1800 円

神の物理学　―甦る素領域理論―

ISBN　978-4-87525-336-5

湯川秀樹が提唱した素領域理論、それはニュートン以来の物理学を根底から問い直す壮大なものだった。テンデモノニナラナイ（点で物にならない）と冗談半分でいっていた湯川。質点など領域のもたない点を中心に展開してきたこれまでの物理学に、素領域という概念を持ち込み、そこから物理学を組み替える！　その結果形而上学をも含む世界の組み替えにいたる物理学が、ここに誕生。

四六判上製 200 頁 本体 2000 円＋税

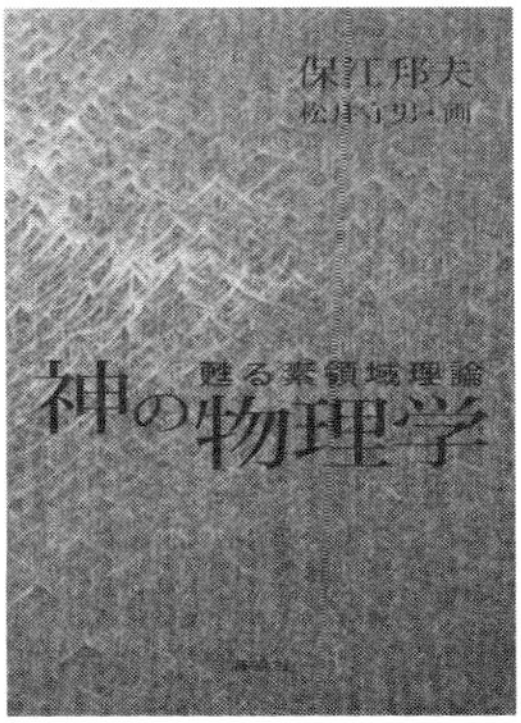

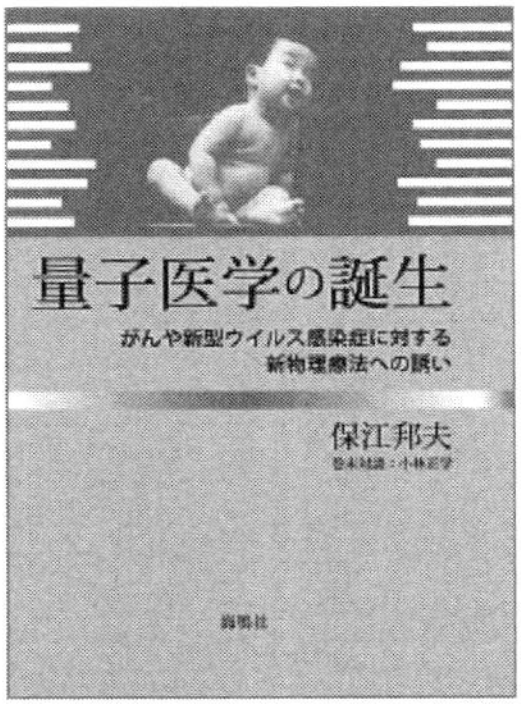

量子医学の誕生

がんや新型ウイルス感染症に対する新物理療法への誘い

SBN:978-4-87525-353-2

近未来医療は既に動き出していた！
人類を、がんや未知の新型ウイルスから守るための最後の砦、それは最先端の量子物理学にあった。

四六判上製 160 頁 本体価格 1800 円